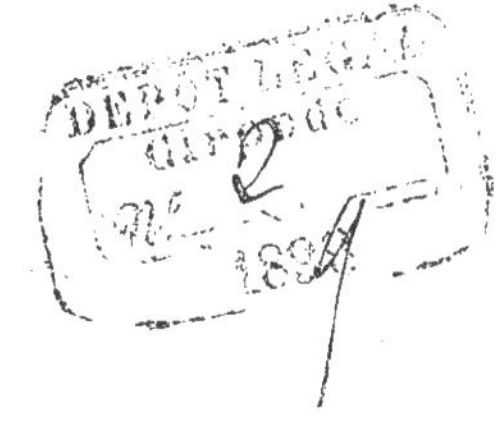

PARALLÈLE

ENTRE

L'ACCOUCHEMENT PRÉMATURÉ

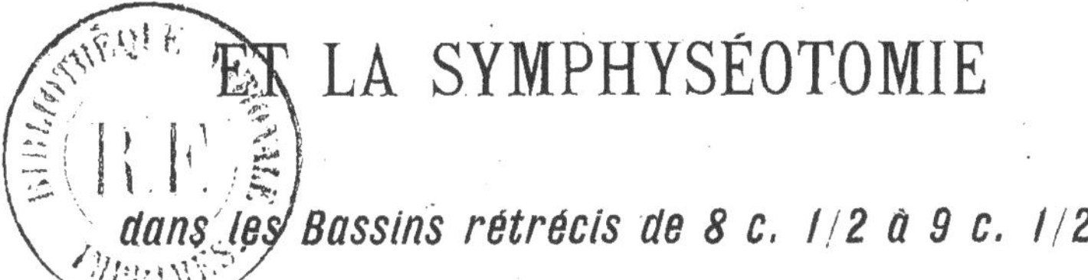

ET LA SYMPHYSÉOTOMIE

dans les Bassins rétrécis de 8 c. 1/2 à 9 c. 1/2

PAR

LE DOCTEUR AUDEBERT

EX-CHEF DE CLINIQUE OBSTÉTRICALE A LA FACULTÉ DE MÉDECINE DE BORDEAUX

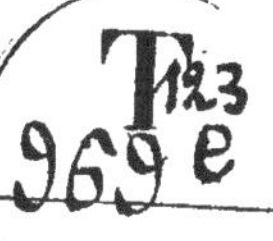

PARIS

G. STEINHEIL, ÉDITEUR

2, RUE CASIMIR-DELAVIGNE, 2

1897

PARALLÈLE

ENTRE

L'ACCOUCHEMENT PRÉMATURÉ

ET LA SYMPHYSÉOTOMIE

dans les Bassins rétrécis de 8 c. 1/2 à 9 c. 1/2

PAR

LE DOCTEUR AUDEBERT
EX-CHEF DE CLINIQUE OBSTÉTRICALE A LA FACULTÉ DE MÉDECINE DE BORDEAUX

PARIS
G. STEINHEIL, ÉDITEUR
2, RUE CASIMIR-DELAVIGNE, 2

1897

PARALLÈLE

ENTRE

L'ACCOUCHEMENT PRÉMATURÉ

ET LA SYMPHYSÉOTOMIE

dans les Bassins rétrécis de 8 c. 1/2 à 9 c. 1/2

Mémoire couronné par la Société de Médecine et de Chirurgie de Bordeaux
Prix Jean Dubreuilh 1896

INTRODUCTION

SOMMAIRE : Accouchement prématuré artificiel ; Perfectionnements du Manuel opératoire. — Etapes de la Symphyséotomie : Sigault, Morisani, Pinard. — Doctrine de M. Pinard.

Pour établir le parallèle entre la Symphyséotomie et l'Accouchement provoqué dans les Bassins rétrécis, suffit-il de comparer seulement les cas où l'une de ces opérations a été exécutée ? Ne faut-il pas étudier toutes les observations de Rétrécissements, même celles où l'Accouchement a été spontané et à terme ?

Depuis le jour (1756) où Denman, et avec lui le corps des notables médecins de Londres [1], pour éviter dans les bassins rétrécis les accidents dus à la disproportion entre les diamètres pelviens et la tête fœtale, proposa l'accouchement prématuré artificiel, et lança cette idée féconde dans la thérapeutique obstétricale, que de chemin parcouru ! Que de progrès, que de perfectionnements dans le traitement des rétrécissements pelviens !

Sans parler de la doctrine antiseptique, qui, dans cette branche des sciences médicales comme dans tou-

[1] C'est à un Français, Roussel de Vauzesmes, que revient la priorité de cette proposition (1718), qui resta ignorée de ses contemporains et surtout de ses compatriotes.

tes les autres, est venue accomplir son œuvre révolutionnaire et bienfaisante, et rendre cette opération presque sans dangers, que de différences entre les procédés lents, peu sûrs, quelquefois même périlleux du début, et la technique simple, efficace, inoffensive de maintenant. Comparez l'action du tampon ou des douches chaudes de Kiwisch avec celle des ballons entrés aujourd'hui dans la pratique courante ; examinez la durée de l'opération dans chacun de ces procédés ; mesurez la distance qui existe entre le trocart de Meisner et le ballon de Tarnier ; établissez enfin le parallèle entre les statistiques d'il y a trente ou quarante ans et celles d'à présent : vous vous rendrez compte alors des modifications que chaque année a apportées à cette méthode et des résultats vraiment très satisfaisants que l'accoucheur peut obtenir chaque jour de son emploi.

La mortalité des mères est, en effet, presque nulle dans les dernières statistiques françaises ; les décès survenus sont dus le plus souvent à des causes étrangères à l'opération. Si les statistiques allemandes sont de beaucoup moins favorables, cela tient sans doute à ce que les accoucheurs allemands, ayant plus souvent que nous recours à la césarienne ou au Porro, ne possèdent pas autant qu'en France le maniement un peu délicat de l'accouchement prématuré provoqué.

Le pronostic de l'enfant est certes moins grave qu'autrefois ; cependant, on a encore à déplorer en moyenne 1 enfant mort sur 3 ou 4 accouchements artificiels avant terme.

Cette proportion, bien infime cependant, comparée aux statistiques anciennes, a paru encore trop forte à un certain nombre d'accoucheurs, et l'Ecole italienne à la tête de laquelle marche le Professeur Morisani, gardant fidèlement la tradition de Sigault à lui transmise par Inessi (1779), Asdrubali Flajani (1802), Cattolica (1829), Galbiati, Jacolucci, Novi, etc., etc., croit avoir trouvé, dans l'agrandissement momentané du bassin par la section de la symphyse pubienne, le moyen de diminuer encore cette mortalité.

Le Professeur Pinard, converti à la nouvelle doctrine à la suite de la visite de Spinelli à Paris, est devenu le défenseur intrépide, le promoteur ardent et autorisé de cette méthode, et, grâce à lui, la symphyséotomie, reléguée jusqu'à présent à l'extrémité de la péninsule italienne, a été universellement employée ; en Allemagne par Zweifel, Léopold, Schauta, Schroback, Mullerheim, Désidérius von . Vélitz, Kuetsner, Koffer, Frommel, Freund, Franck, Olshausen, etc., etc. ; en Russie par Krassowtsky, de Ott, Slawjansky, Viridarski, Torngren, etc. ; en Hollande. par Treüb ; en Belgique, par Kufferath ; en Amérique, par Hirst, Jewet, Broomall, Lusk, Garrigues, Michael, Noble, etc., etc. En France, les études anatomiques et les mensurations très exactes de Farabeuf fixèrent, en même temps que le manuel opératoire, l'agrandissement dont bénéficiait le diamètre antéro-postérieur du bassin avec un écartement donné ; à la Clinique Baudelocque, M. Pinard et ses élèves, s'inspirant de ces travaux et les confirmant par leurs résultats cliniques, expérimentèrent la section symphysienne dans tous les cas de rétrécissements pelviens ; à la fin de 1894, ils avaient déjà pratiqué 49 fois la symphyséotomie. A la suite sont venus les cas de Tarnier, Fochier, Gaulard, Queirel, Moussous, Budin, Bar, Porak, Ribemont-Dessaignes, etc., etc., à tel point que la symphyséotomie est devenue, non pas peut-être une intervention courante que tout praticien est apte à exécuter, mais du moins une opération qui a vraiment droit de cité dans la pratique obstétricale.

L'accueil fait à *la symphyséotomie renaissante* fut donc des plus favorables, et M. Pinard ne tarda pas à l'employer dans le traitement des rétrécissements des bassins *à l'exclusion* de tout autre procédé ; c'est-à-dire qu'aujourd'hui il repousse systématiquement l'accouchement prématuré provoqué et ne pratique plus la basiotripsie sur des enfants vivants.

Sa façon de voir a été formulée par lui-même dans les termes suivants :

« 1° Abandon de l'accouchement provoqué dans tous les cas où la symphyséotomie peut permettre le passage d'une tête de fœtus à terme ;

» 2° Abandon de toute application de forceps pour résistance osseuse (que cette résistance siège au détroit supérieur, dans l'excavation, ou au détroit inférieur) ;

» 3° Abandon absolu de l'embryotomie sur l'enfant vivant ;

» 4° Agrandissement momentané du bassin (par la symphyséotomie, pubiotomie, ischio-pubiotomie, coccygotomie) dans tous les cas où il y a résistance osseuse non vaincue par les contractions, la tête étant bien orientée, et où le calcul démontre que la section du bassin permettra le passage de la tête. »

Cette doctrine fut même poussée plus loin par M. Queirel qui préconise la section du pubis même dans les cas de fœtus mort.

Cependant la symphyséotomie ne fut pas adoptée sans contestation par tout le monde, et à la Société obstétricale de France, en 1893, la plupart des accoucheurs français, tout en acceptant l'opération, la réservaient pour quelques cas particuliers et se ralliaient à l'opinion du Professeur Tarnier qui se fit le défenseur de l'accouchement provoqué.

La question en est là aujourd'hui. En présence d'une femme arrivée au terme de sa grossesse, ou en travail, on n'hésite plus, la symphyséotomie ayant fait ses preuves, à fendre la symphyse et à terminer rapidement l'accouchement par une application de forceps. Mais où l'accord cesse, c'est lorsqu'on a à déterminer la conduite que l'on doit tenir chez une femme enceinte seulement de sept à huit mois, et atteinte d'un rétrécissement variable de 8 c. 1/2 à 9 c. 1/2. Faut-il, dans ce cas, interrompre la grossesse avant le terme? Faut-il, au contraire, en attendre la fin, en se réservant de pratiquer l'agrandissement du bassin si l'engagement de la tête fœtale ne peut se faire spontanément ? Certes la question est complexe et les arguments ne manquent pas en faveur de ces théories opposées. Elles sont toutes deux, en France, défendues avec un talent et une autorité incontestables, la première par le Professeur Tarnier, la seconde par le Professeur Pinard.

Je me propose d'étudier l'un après l'autre ces deux procédés, je tâcherai de faire ressortir les avantages et les inconvénients de chacun ; après avoir cité les principales statistiques publiées jusqu'à maintenant, j'y joindrai un certain nombre d'observations de bassins rétrécis, dans lesquels l'accouchement spontané à terme, l'accouchement prématuré artificiel ont été notés tour à tour ; ces observations je les ai recueillies et rédigées moi-même pour la plupart; elles sont absolument inédites et m'ont permis de me faire une opinion sur un sujet encore si discuté [1].

Mais avant d'aborder cette étude, qu'il me sois permis de faire une remarque préalable, remarque que je considère comme très importante et qui pourrait peut-être jeter un jour nouveau sur la question :

Je crois que pour établir le parallèle entre l'accouchement prématuré provoqué et la symphyséotomie, on pourrait se placer à un autre point de vue que celui qui est généralement envisagé.

Dans la comparaison entre ces deux méthodes, on considère inexactement les résultats bruts donnés par *l'accouchement prématuré artificiel* d'un côté et la *symphyséotomie* de l'autre. En effet dans les cas où l'accouchement provoqué aurait cru trouver ses plus sûres indications, l'expectation, devenue légitime et non dangereuse par le fait de la possibilité de la symphyséotomie à terme, a permis, de la façon la plus inattendue, un accouchement spontané. Par suite, il semble naturel de porter à l'actif de la symphyséotomie tous les cas de rétrécissement où l'opération de Sigault n'a pas été pratiquée, mais où les partisans de l'accouchement prématuré n'auraient pas manqué d'intervenir avant terme.

Les plus ardents partisans de la symphyséotomie n'ont en effet recours à cette opération que quand la contraction utérine seule ne suffit pas à engager la tête. La symphyséotomie donne donc aux parturientes le bénéfice fréquent d'un accouchement naturel, sans les exposer à une intervention qui est surtout meurtrière pour l'enfant.

Prenons un exemple : Une femme, enceinte de huit mois, a un diamètre promonto-pubien utile de 8 c. 1/2. Les partisans de l'accouchement prématuré provoqueront le travail chez elle à huit mois ou huit mois et demi; les symphyséotomistes au contraire attendront le terme de la grossesse et ne feront la section pubienne que si l'engagement ne se fait pas spontanément ; pour établir

(1) La plupart de ces observations a été prise dans le service de M. le Professeur Moussous, dont j'ai été le chef de clinique pendant quatre ans ; je tiens à remercier mon excellent maître, entre autres choses, de la bienveillance avec laquelle il m'a autorisé à utiliser les éléments précieux recueillis dans son service.

une balance exacte entre le résultat des deux méthodes il me semble donc plus juste de porter à l'actif ou au passif, comme l'on voudra, de la symphyséotomie tous les cas où l'accouchement n'aura eu lieu qu'à terme.

En d'autres termes, je rangerai les femmes atteintes de rétrécissements pelviens en deux classes :

1° Celles ayant subi l'accouchement prématuré provoqué au moment jugé opportun.

2° Celles chez lesquelles l'accouchement s'est fait à terme, soit spontanément, soit à l'aide d'une symphyséotomie.

Nous aurons ainsi des statistiques comparables (1).

(1) La question imposée par la Société de Médecine et de Chirurgie étant : Parallèle entre l'Accouchement prématuré artificiel et la Symphyséotomie dans les Bassins de 8 c. 1/2 à 9 c. 1/2, j'ai dû, pour répondre à la question, laisser de côté l'étude des retrécissements non compris dans les limites ci-dessus indiquées.

CHAPITRE PREMIER

DE L'ACCOUCHEMENT PRÉMATURÉ ARTIFICIEL

SOMMAIRE : Statistiques avant l'Ere antiseptique. — Depuis l'Ere antiseptique : En Allemagne ; En Italie ; En France.

Mortalités maternelle et fœtale totales. — Pour choisir le moment où l'accouchement doit être provoqué, il faut connaître :

1° *Le Diamètre promonto pubien minimum;* Impossibilité d'une mensuration exacte ; variable suivant la hauteur, l'épaisseur, l'inclinaison de la symphyse pubienne et l'élévation du promontoire.

2° *L'âge de la grossesse;* Peut-on l'établir par l'époque des dernières règles, la perception des premiers mouvements du fœtus, la hauteur de l'utérus ?

3° *Le Diamètre bi-pariétal du fœtus;* Difficulté de son évaluation. — Palper mensurateur.

Inexactitude des statistiques de la mortalité fœtale. — Principale cause.

Simplicité de l'opération.

Lenteur du travail provoqué. — Procédés employés.

Malgré l'anathème sévère lancé contre lui par l'Académie de Médecine de Paris en 1827, l'accouchement prématuré provoqué a été pendant longtemps, est encore pour beaucoup d'accoucheurs, le traitement de choix des viciations pelviennes. Grâce à une instrumentation de plus en plus parfaite, grâce à l'innocuité de l'opération pour la mère, à la rapidité et à la constance des résultats obtenus dans la plupart des cas, cette méthode s'est généralisée, et elle a rendu des services incontestés.

Partant de ce principe juste en soi, que l'accouchement à terme, dans les bassins rétrécis, s'accompagne souvent d'accidents graves pour la mère (tétanisation et rupture utérine), et sachant bien que la disproportion entre les diamètres céphaliques du fœtus et les diamètres pelviens peut causer des lésions intra-craniennes incompatibles avec la vie de l'enfant (enfoncement des pariétaux, attrition de la substance cérébrale, hémorragie méningée, etc.) ou nécessite des interventions dangereuses pour l'enfant (forceps au détroit supérieur ou version par manœuvres internes), voire même des opérations destructives (basiotripsie ou embryotomie), et que, par conséquent, la mortalité fœtale est considérable, les accoucheurs devaient par la force des choses être amenés à suivre la voie indiquée par Denman et tracée en France par Stoltz; ils devaient tenter de soustraire les mères et surtout les enfants à des dangers si sérieux, en provoquant l'accouchement avant terme.

Aussi ne faut-il pas s'étonner de trouver dans les auteurs de nombreuses statistiques d'accouchement prématuré.

Laissant de côté toutes les statistiques anciennes, je partagerai les autres en deux classes :

1° Les statistiques qui relèvent les accouchements provoqués avant terme, depuis 1870 jusqu'à l'ère antiseptique; je ne les citerai qu'à un point de vue purement documentaire; elles ne figureront pas dans la statistique d'ensemble; elles ont cependant un grand intérêt, car elles montrent, d'une façon frappante, les progrès obtenus pendant ces dernières années.

2° Celles qui sont postérieures à la vulgarisation de la méthode antiseptique.

Dans le relevé des accouchements prématurés provoqués en Allemagne, fait par Spiegelberg (1870), et dans lequel on voit figurer les noms de Michaëlis, Crédé, Schrœder, Scanzoni, Martin, Spiegelberg, etc., on trouve la proportion suivante :

Sur 219 cas :

Mères mortes 33 Mort. des mères 15 0/0
Enfants morts 148 Mortalité inf... 66,9 0/0

Litzmann, en 1871, aboutit à une mortalité un peu moins forte :

Sur 34 accouchements provoqués :

Mortalité des mères.............. 8 0/0
Enfants morts...... 19 Soit.... 55,8 0/0

Dans une autre statistique donnée par Dohrn et dans

laquelle il fait entrer, avec ses résultats personnels, ceux de Germain, Berthold, Grenlich, Rutkowsky, etc., on trouve :

Sur 116 accouchements artificiels :

Mères mortes....... 11 Soit.... 10 0/0
Enfants morts...... 50 Soit.... 48 0/0

Malgré ces résultats peu encourageants, il n'hésite pas à poser les conclusions suivantes : « Chez les multipares à bassin vicié moyennement, toutes les fois que les accouchements antérieurs spontanés ont montré qu'ils étaient dangereux pour les mères ou pour les enfants, l'accouchement provoqué est indiqué et ses avantages sont démontrés par l'expérience.

» Chez les primipares, l'accouchement provoqué présente les mêmes avantages que chez les multipares. »

Wiener (de Breslau) apporte 16 cas nouveaux sur lesquels :

Mères mortes..... 3 Soit.... 18,75 0/0
Enfants morts..... 12 Soit.... 75 0/0
(2 sont morts cinq semaines après leur naissance.)

Si dans tous les chiffres précédents la mortalité maternelle ne doit pas être mise en ligne de compte, puisqu'il s'agit de statistiques antérieures à la méthode antiseptique, et que, parmi les mères qui ont succombé, presque toutes ont dû la mort à des complications infectieuses, on ne peut cependant laisser complètement de côté les résultats déplorables qui aboutissent à la mort de 61 enfants sur 100.

A mesure que nous nous rapprochons de l'époque actuelle, les résultats vont être de beaucoup supérieurs, le chiffre de la mortalité fœtale va diminuer sensiblement et la mortalité maternelle descendra jusqu'à 0.

C'est seulement sur les chiffres que je vais examiner maintenant que portera la statistique générale.

Etudions d'abord les statistiques allemandes.

Kunne (d'Elberfeld), sur 16 cas :

Mères mortes..................... 0
Enfants morts...... 3 Soit.... 20 0/0

Gonner, sur 20 cas :

Mères mortes....... 2 Soit.... 10 0/0
Enfants morts...... 14 Soit.... 70 0/0

Pompilius Govi (1878), sur 8 cas :
Mères mortes.................... 0
Enfants morts...... 4 Soit.... 50 0/0

Sabarth (1881), sur 56 cas :
Mères mortes.................... 0
Enfants morts...... 29 Soit.... 52 0/0

Winckel (1881), sur 25 cas :
Mères mortes.................... 0
Enfants morts...... 18 Soit.... 76 0/0

Hecker (1881) sur 24 cas :
La mortalité des mères n'est pas indiquée.
Enfants morts...... 10 Soit... 41,66 0/0

Olshausen (1882), dans une première série, sur 15 cas :
Mères mortes....... 1 Soit.... 6,66 0/0
Enfants morts...... 6 Soit.... 40 0/0

Braun (1882), sur 42 cas :
Mères mortes.................... 0
Enfants morts...... 18 Soit..... 38 0/0

Schonberg, sur 36 cas :
Mères mortes.................... 0
Enfants morts...... 15 Soit.... 41,7 0/0

Rumpe, sur 14 cas :
Mères mortes....... 1 Soit.... 7,14 0/0
Enfants morts...... 3 Soit.... 21,4 0/0

Haidlen (1885), sur 38 cas :
Mères mortes.................... 0
Enfants morts...... 12 Soit.... 32,3 0/0

Fehling (1886), sur 13 cas :
Mères mortes.................... 0
Enfants morts...... 2 Soit.... 15,4 0/0

Wyder (1887), sur 10 cas :
Mères mortes....... 1 Soit.... 10 0/0
Enfants morts...... 5 Soit.... 50 0/0

Ahlfeld, sur 97 cas :
Mères mortes....... 2 Soit... 2,06 0/0
Enfants morts...... 36 Soit... 31,67 0/0

Olshausen (2e série 1887), sur 18 cas :
Mères mortes....... 1 Soit.... 5,50 0/0
Enfants morts...... 4 Soit.... 22 0/0

Léopold (1888), sur 81 cas :
Mères mortes....... 1 Soit.... 1,35 0/0
Enfants morts...... 29 Soit.... 36,6 0/0

Muller (1895), statistique donnée par Beuttner, sur 21 cas :

Mères mortes.......	2	Soit....	9,5 0/0
Enfants morts......	8	Soit....	38 0/0

Léopold (2e statistique citée par Francke 1895), sur 5 cas :

Mères mortes....................			0
Enfants morts......	5	Soit....	100/100

En résumé, de 1878 à 1895 (1), il y a 538 accouchements prématurés sur lesquels :

11 femmes sont mortes ; 221 enfants sont morts. Soit :

Mortalité maternelle............	3,04 0/0
Mortalité fœtale.................	41 0/0

En Italie, l'accouchement prématuré est peu employé, aussi n'ai-je trouvé qu'une statistique, celle de Calderini, en 1894 (Institut obstétrical de Parme).

Sur 19 cas :

Mères mortes...................			0
Enfants morts pendant le séjour de la mère à l'hôpital.	6	Soit...	31,5 0/0

L'auteur a soin d'ajouter que *plusieurs* sont morts dans la première année.

Les statistiques françaises donnent aussi un chiffre très respectable d'observations.

M. Pinard, jusqu'en 1891, a fait 133 accouchements prématurés sur lesquels :

Mères mortes.......	1	Soit...	0,75 0/0
Enfants morts......	49	Soit...	37 0/0

(1) Depuis la fin de 1895 nous avons pu recueillir, entr'autres documents, les statistiques suivantes :

Hucklenbroich (*Deutsch. med. Wochens.*, 1895) a provoqué l'accouchement prématuré 50 fois ; il a noté : 1 femme morte de péritonite, 9 enfants mort-nés, 20 enfants morts peu de jours après leur naissance, 21 enfants vivants :

Mortalité maternelle. 2 0/0 Mortalité fœtale. 58 0/0

Wœlflinger, à Marbourg (*Cent. für Gyn.*, 1895), sur 34 enfants nés à la suite d'un accouchement prématuré artificiel, en a vu mourir 17 :

Mortalité fœtale.............................. 50 0/0

Crouzat (Soc. obstétr. de France, 1896) : 1 enfant mort sur 14 accouchements prématurés.

C'est cette proportion formidable dans la mortalité infantile, plus du tiers, qui lui a fait abandonner cette méthode.

M. Oui a publié, en 1892, une statistique portant sur les observations d'accouchements prématurés provoqués dans les deux Maternités de Bordeaux, dans laquelle je trouve, sur 12 cas :

Mères mortes.................... 0
Enfants morts....... 4 Soit.... 33,3 0/0

M. Gaulard (1894) à la Clinique de Lille, a provoqué 37 fois le travail dans les deux derniers mois de la grossesse :

Mères mortes 0
Enfants mort-nés... 9 } Tot. 14, soit 37,56 0/0
Enf. morts à l'hôpit. 5 }

M. Tarnier (juillet 1895) donne les résultats de 116 accouchements prématurés qu'il a provoqués à la Clinique de la rue d'Assas, depuis le 1er novembre 1888 jusqu'au 1er janvier 1895 :

Mortalité maternelle............. 0
Mortalité infantile................ 26,7 0/0

par conséquent 73,3 enfants sur 100 sont sortis vivants de l'hôpital.

M. Guéniot (1895) a provoqué 23 accouchements avant terme pour des rétrécissements du bassin, soit à l'aide de la sonde de Krause, soit du ballon Tarnier ou Champetier :

14 fois l'accouchement prématuré a été la seule opération.

3 fois il a été accompagné de symphyséotomie et forceps.

4 fois il a été accompagné de forceps.

2 fois il a été accompagné de version.

Mères mortes.................... 0
Enfants morts 3 (pour l'un d'eux l'accouchement fut provoqué trop tôt, il ne pesait que 1.900 gram.)
Mortalité des enfants............. 13 0/0

C'est avec le plus grand plaisir que je m'incline devant des statistiques aussi belles, qui viennent de Maternités et de Cliniques françaises; je ferai seulement remarquer qu'elles ne doivent pas représenter une moyenne exacte. Sur 5 statistiques, 3 appartenaient, et ce sont les plus nombreuses (272 cas sur 321), à des Cliniques ou Maternités de Paris où les prématurés sont entourés de soins que certainement on ne pourrait trouver ailleurs par un personnel de choix, et où les opérateurs sont les maîtres de l'art obstétrical; il en serait tout autrement, à mon avis, si la statistique était plus générale, si la province y figurait pour une part plus grande et si surtout on donnait les résultats obtenus en ville, où les enfants sont suivis pendant bien plus longtemps. Je me propose de revenir sur ce point.

Quoi qu'il en soit, sur 321 accouchements prématurés, il y a eu :

Mères mortes.	1	Mortal. mat.	0,31 0/0
Enfants morts	101	Mortal. fœt..	31,5 0/0

Comparez ces chiffres avec ceux de la statistique allemande, que je citais tout à l'heure :

Mortalité maternelle	2,04 0/0
Mortalité fœtale..................	41 0/0

et constatez la différence.

Si maintenant je prends la moyenne de ces trois statistiques : allemande, italienne, française, j'obtiens sur 878 accouchements prématurés :

Mères mortes.....	12	Soit....	1,37 0/0
Enfants morts....	328	Soit....	37,36 0/0

donc, pour employer des chiffres ronds sur 100 accouchements provoqués, il y a un peu plus d'une femme qui meurt et 37 enfants, soit 39 personnes.

Retenons bien ces résultats bruts, nous les comparerons bientôt avec ceux de la symphyséotomie (1).

Voici les résultats de l'opération ; étudions-en maintenant les avantages et les inconvénients.

Paul Dubois a démontré depuis longtemps que dans les bassins rachitiques, le rétrécissement portait surtout sur le diamètre antéro-postérieur du détroit supérieur, et que c'était le diamètre transverse de la tête fœtale, pour préciser le bi-pariétal, qui tendait à se mettre en rapport avec le diamètre pelvien rétréci. De ce fait découle l'importance majeure de la mensuration du dia-

(1) J'ai réuni dans un seul chapitre (Chapitre III) toutes mes observations inédites d'accouchements prématurés et d'accouchements à terme pour en tirer ma statistique personnelle.

mètre bi-pariétal aux différentes époque de la vie intra-utérine.

D'après Burns, P. Dubois, Budin et Tarnier, dont les résultats sont parfaitement concordants, il appert que le diamètre bi-pariétal mesure :

à 9 mois...............	de 90 à 95	mill.
à 8 mois 1/2.............	85	»
à 8 mois.................	80	»
à 7 mois 1/2.............	75	»
à 7 mois.................	70	»

La conclusion forcée de ces mensurations était que dans un bassin rétréci, ayant un diamètre antéro-postérieur de 85 mill., il fallait provoquer l'accouchement à 8 mois 1/2;

Dans un bassin de	80 mill. à......	8 mois
—	75 mill. à......	7 mois 1/2
—	70 mill. à......	7 mois

La formule est de la sorte d'une simplicité admirable; c'est précisément cette simplicité, dirai-je apparente, qui a fait le succès de l'accouchement prématuré provoqué.

Mais dans cette formule, il entre trois éléments distincts dont la connaissance est indispensable :

1° La mensuration de la distance promonto-pubienne, autrement dit le diamètre promonto-pubien minimum;

2° La détermination de l'âge de la grossesse;

3° La mensuration du diamètre bi-pariétal du fœtus.

Quoi qu'on en ait dit, le troisième élément n'est pas le corollaire du second.

1° *Mensuration du diamètre promonto-pubien minimum.* — Le diamètre qui part de l'angle sacro-vertébral en arrière, pour aboutir en avant au point le plus reculé de la face postérieure de la symphyse pubienne, n'est point directement mesurable. Malgré un nombre considérable de pelvimètres, externes, internes ou universels, etc., destinés soit à mesurer le diamètre antéro-postérieur du détroit inférieur à l'extérieur ou à l'intérieur du pelvis, soit à donner ces deux dimensions à la fois, on n'emploie plus aujourd'hui que la *pelvimétrie digitale*. A l'aide de ce procédé, trop universellement connu pour que j'en hasarde la description, on obtient le diamètre promonto-sous-pubien, avec une approximation suffisante, pourvu que l'on possède une certaine habitude de cette manœuvre.

Si l'on jette les yeux sur la figure (1) ci-contre (fig. 1) on se rend compte facilement que le diamètre ainsi obtenu PS est un peu plus grand que celui qu'il importe de connaître PM, c'est-à-dire le promonto-pubien minimum. Il faudra donc soustraire du premier une certaine quantité pour obtenir l'étendue exacte du diamètre minimum. Ici commencent les véritables difficultés. Combien faut-il retrancher? Je laisse la parole à M. Pinard :

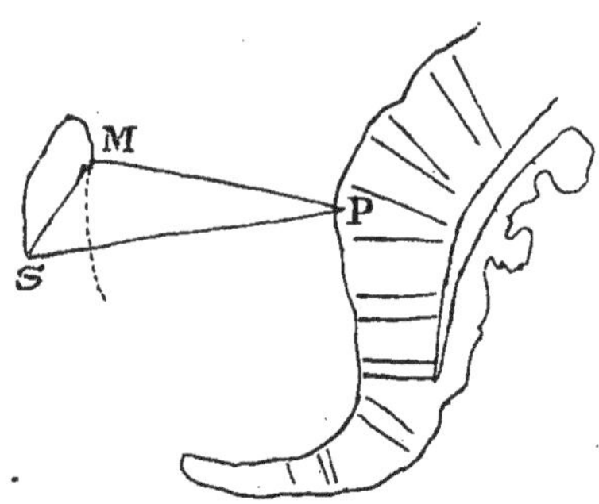

Fig. 1.

« Devez-vous retrancher 1 cent., 1 cent. 1/2, 2 cent., » 2 cent. 1/2 ? Ces différentes soustractions ont été con- » seillées par des accoucheurs de la plus haute autorité.

» Et moi, qui me suis particulièrement occupé de cette » question, qui ai mesuré tous les bassins viciés conte- » nus dans les collections et musées de Paris, *je ne puis » vous répondre avec certitude ou plutôt avec préci- » sion.* »

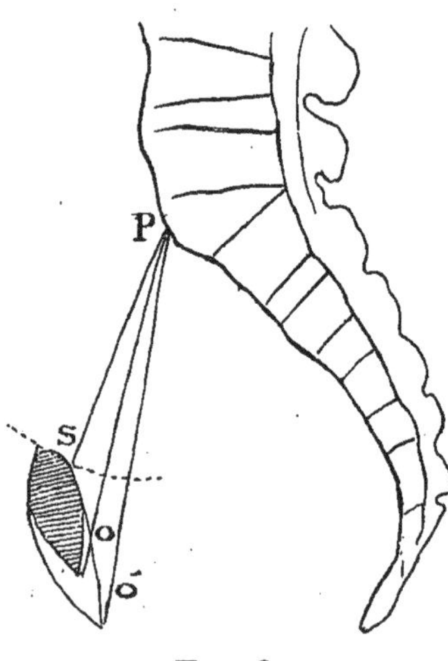

Fig. 2.

Je ne puis m'empêcher de souligner cet aveu qui vaut surtout par l'incontestable autorité du maître qui l'a formulé.

Les auteurs classiques conseillent de déduire 1 cent. 1/2 seulement; de telle sorte qu'un diamètre promonto-sous-pubien de 10 centim. donne comme diamètre pubien minimum seulement 8 c. 1/2.

Mais cette déduction de 1 cent. 1/2 n'est *qu'une moyenne* qui en réalité

(1) Cette figure et les trois suivantes sont empruntées au Traité de MM. Ribemont-Dessaignes et Lepage.

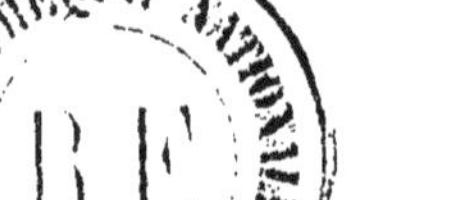

« varie pour chaque bassin, suivant la hauteur, l'épaisseur, l'inclinaison de la symphyse pubienne, et suivant la hauteur de l'angle sacro-vertébral par rapport au pubis. »

Plus la symphyse est *haute*, plus la déduction sera considérable ; d'après M. Pinard, avec une symphyse haute de 4 centimètres, la soustraction ne doit être que de 1 centimètre à 1 cent. 1/2; mais si elle mesure plus de 4 cent. (j'en ai trouvé de 6 centimètres au moins) il faudra retrancher plus de 1 cent. 1/2, 2 centimètres environ (fig. 2).

L'*épaisseur* de la symphyse pubienne est aussi très variable; cette épaisseur peut, d'ailleurs, être sensiblement augmentée par une saillie que l'on rencontre fréquemment sur la face postérieure de la symphyse, et qui paraît s'hypertrophier d'une façon notable sous l'influence de la gravidité. Si la hauteur de la symphyse peut être évaluée avec une certaine précision, soit directement soit avec le compas de Baudelocque, il n'en est pas de même de l'épaisseur, dont on ne peut se rendre compte que très approximativement en introduisant le doigt dans le vagin, où il doit explorer la face postérieure du pubis (fig. 3).

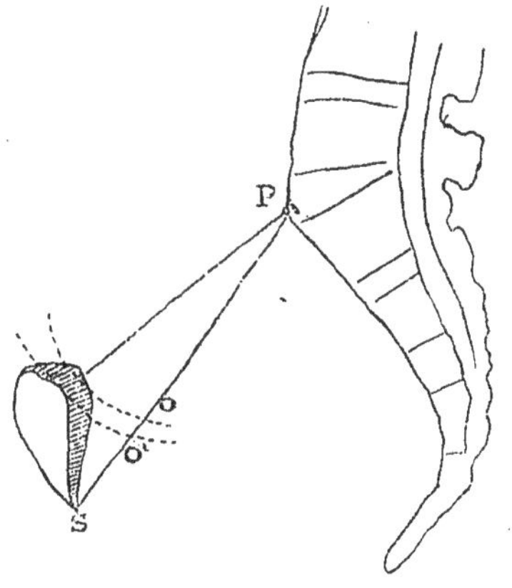

Fig. 3.

L'*inclinaison* de la symphyse est encore plus difficile à apprécier exactement. On peut bien, en promenant le doigt sur la face antérieure du pubis, ou en explorant la face postérieure par le toucher vaginal, juger vaguement de l'inclinaison pubienne, voir si la partie supérieure est plus ou moins rapprochée du promontoire, mais cette constatation manque totalement de précision et ne peut donner que des résultats trop sujets à l'erreur.

Il est bon cependant de savoir que si la symphyse est inclinée en arrière et le bord supérieur porté vers l'angle sacro-vertébral, le chiffre à déduire sera plus fort que la moyenne. Dans le cas contraire, inclinaison en avant et bord supérieur éloigné du promontoire, le diamètre promonto-pubien minimum égalera sensiblement le diamètre sous-pubien (fig. 4).

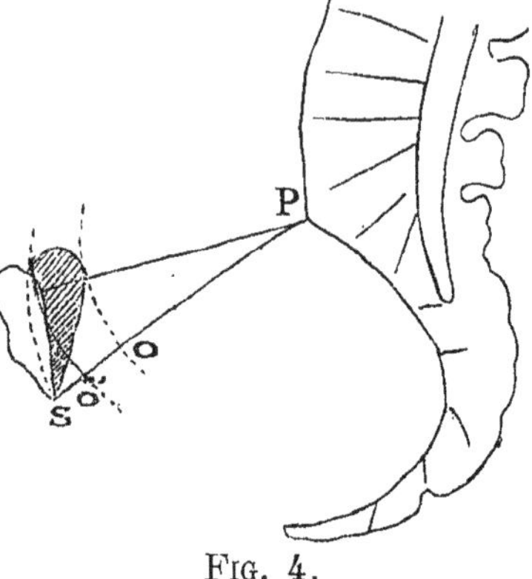

Fig. 4.

Enfin la *différence de hauteur*, de niveau entre l'angle sacro-vertébral et le pubis, sera encore une cause d'embarras; si ces deux points de repère sont situés presque sur le même plan, la déduction devra être la moyenne; mais si la ligne qui les unit est très ascendante, et leur niveau très différent, il faudra retrancher un peu plus de 1 cent. 1/2.

On voit combien cette mensuration est difficile, délicate, sujette à erreur, combien l'accoucheur aura d'écueils à éviter pour arriver à un chiffre à peu près exact; on comprend maintenant la phrase de M. Pinard, que je citais plus haut.

M. Tarnier, pour simplifier ce procédé, s'est livré à l'étude attentive d'un grand nombre de bassins rétrécis, et, après de nombreux examens, négligeant l'inclinaison de la symphyse, sa hauteur, etc., il est arrivé à proposer déduire :

1 c.	dans	un	bassin	de 6 c.
1 c. 1/2	»	»	»	de 6 à 8 c.
2 c. 1m/m	»	»	»	de 8 à 8 c. 1/2.
1 c. 1/2	»	»	»	de 8 1/2 à 10 c.
2 c.	»	»	»	de plus de 10 c.

Par tout ce qui précède, et d'après les considérations multiples dans lesquelles on est obligé d'entrer, pour obtenir un diamètre promonto-pubien minimum suffisamment exact, on comprend que les erreurs doivent être très fréquentes, et quand on a pu mesurer *post mortem* des bassins rétrécis, on a vu que les évaluations étaient en défaut quelquefois de plus d'un centimètre.

2° *Age de la grossesse.* — Le diagnostic de l'âge de

la grossesse est-il plus facile? Il repose d'ordinaire sur trois éléments, dont le plus important est : l'*époque des dernières règles*.

Or, si bien des femmes peuvent donner des renseignements précis, il en est un certain nombre dont la comptabilité menstruelle est mal tenue, et qui restent entièrement muettes sur ce sujet.

De plus, on en trouve d'autres, qui ont été réglées une ou plusieurs fois pendant les premiers mois de leur grossesse; le cas se rencontre fréquemment. Quoique les menstrues des femmes grosses présentent parfois, avec les règles précédentes, de notables différences comme durée et comme abondance, l'embarras peut être fort grand, et tous les praticiens en ont fait l'expérience.

Et d'ailleurs, en possession d'une date exacte, vous allez vous heurter à une nouvelle difficulté. On fait partir la grossesse, d'ordinaire 8 jours après les dernières règles (Tarnier), à moins de circonstances exceptionnelles; qui peut savoir si la fécondation a eu lieu immédiatement ou 20 à 25 jours après les dernières menstrues?

Peut-on se fixer avec plus de raison, pour évaluer l'âge de la grossesse, sur le moment où les mouvements actifs du fœtus ont été perçus pour la première fois par la mère? Outre que la date n'en est pas toujours fixe, cette constatation est rarement faite d'une façon suffisamment précise, pour permettre d'en tirer des conclusions certaines.

Sera-ce la hauteur de l'utérus qui servira de base à la solution de ce difficile problème?

Pour Cazeaux, le fond de l'utérus est :

à 4 mois à deux ou trois travers de doigt au-dessus du pubis;

à 5 mois à un travers de doigt au-dessous de l'ombilic;

à 6 mois à un travers de doigt au-dessus de l'ombilic;

puis chaque mois augmente la hauteur de l'utérus de trois travers de doigt, et enfin à terme l'utérus occupe le creux épigastrique.

Wieland admet que :

à 4 mois le fond de l'utérus dépasse le pubis de 5 à 6 centimètres;

à 5 mois, de 8 à 9 centimètres.

Nous adopterons de préférence les chiffres suivants, donnés par M. Pinard :

à 3 mois l'utérus est à 9 centimètres au-dessus du pubis;

à 4 mois l'utérus est à 15 centimètres au-dessus du pubis près de l'ombilic;

à 5 mois l'utérus est au-dessus de l'ombilic;

à terme l'utérus remonte environ à 32 ou 34 centimètres au-dessus du pubis.

D'ailleurs, « sur 50 femmes soumises par P. Dubois à » l'observation clinique, dans le but de savoir les varia- » tions possibles entre l'époque présumée de la gros- » sesse et l'époque réelle, la différence est restée 17 fois » dans les limites de 8 jours; 17 autres fois elle s'est » étendue de 8 à 15 jours; 3 fois elle a été de 15 à 29 » jours, et 13 fois de 20 à 30 jours. L'époque présumée » de l'accouchement s'est rencontrée 8 fois seulement » avant l'époque réelle et 41 fois après; c'est en s'ap- » puyant sur ces 50 cas d'abord, sur 100 autres cas ensuite » que P. Dubois conclut qu'une erreur de 15 jours est le » plus souvent possible. »

Une erreur de 15 jours peut avoir de graves conséquences quand il s'agit de fixer le moment de l'accouchement prématuré, et notez, que dans les 41 cas de P. Dubois, on croyait la grossesse plus avancée qu'elle n'était réellement, d'où, comme conséquence, provocation trop précoce de l'accouchement et naissance d'enfants qui, privés de 2 ou 3 semaines de vie intra-utérine, atteints de faiblesse congénitale, sont très difficiles à élever.

3° *Mensuration du diamètre bi-pariétal du fœtus.* — Si l'on s'en rapportait à ce que j'ai dit plus haut, à propos des dimensions du diamètre bi-pariétal aux différentes époques de la grossesse, la question serait facile à résoudre. Mais un de ces termes nous fera souvent défaut, nous venons de le voir, c'est l'âge exact de la grossesse. Mais en admettant même que nous soyons fixés sur ce point, que d'incertitudes dans l'appréciation du volume de la tête! Tous les enfants à terme ont-ils le même poids? Ne voyons-nous pas tous les jours un écart de 1.000 et même 1.500 grammes entre des enfants également à terme? Un écart de poids aussi considérable se traduit par une différence sensible dans le diamètre bi-pariétal.

Pour évaluer ce diamètre, Mathews Duncan a proposé la *craniométrie intra-utérine*. Ce procédé, de même que la mensuration de la tête à travers la paroi abdominale, à l'aide du compas d'épaisseur, ne donne aucun résultat positif, et M. Pinard, après les avoir essayés, les a complètement abandonnés.

Et en allant au fond des choses, le diamètre bi-pariétal n'est pas à proprement parler le facteur important de la discussion; ce qu'il nous faudrait connaître, c'est la *réduction* que ce diamètre peut supporter de par le fait de la mobilité et du chevauchement des os du crâne; il est établi qu'en moyenne, sur une tête à terme, la réduction, de ce chef, atteint 1/2 ou 2/3 de centimètre, quelquefois même 1 centimètre. On est exposé cependant à trouver des têtes fœtales ayant subi une ossification précoce et ne permettant aucune réduction de leurs diamètres; j'ai cité récemment [1] un exemple frappant de cette ossification précoce; il s'agissait d'un enfant de 2.890 grammes dont la tête était complètement ossifiée; la fontanelle postérieure n'existait pas; la fontanelle antérieure n'avait pas 1 centimètre carré d'étendue; la suture sagittale n'était indiquée que par un interligne osseux, sans écartement. Diamètre bi-pariétal = 10 centimètres.

Voici donc un enfant d'un poids sensiblement inférieur à la moyenne, dont le diamètre bi-pariétal mesure 10 centimètres, sans réduction possible, à moins d'enfoncement du crâne; on comprend quelle erreur on aurait pu commettre en pratiquant ici l'accouchement provoqué à 8 mois 1/2 par exemple, dans un bassin de 8 cent. 1/2 et quelle en aurait été la conséquence pour l'intégrité du crâne de l'enfant.

De toutes ces considérations, il résulte qu'il est très difficile d'évaluer, avec une approximation suffisante, chacune des inconnues du problème que doit résoudre le praticien désireux de provoquer l'accouchement prématuré, ni *trop tôt*, de peur de provoquer, suivant l'expression de M. Pinard, *un avortement* plutôt qu'un accouchement, ni *trop tard*, à une époque de la grossesse déjà trop avancée, où le volume de la tête ne permettra plus l'expulsion spontanée du produit de la conception.

(1) Communication à la Société d'Obstétrique et de Gynécologie de Bordeaux, 1895.

C'est pour obvier à cette incertitude, à ce manque de précision, qu'on a introduit dans la pratique obstétricale un nouveau procédé d'exploration : le *palper mensurateur*. M. Pinard a pensé que le degré de rétrécissement du bassin et le volume de la tête fœtale étant presque impossibles à mesurer exactement, on devait essayer de remplacer ces deux éléments qui font presque toujours défaut, par *le rapport qui existe entre la tête fœtale et les dimensions antéro-postérieures du bassin*. Quoique basée sur un principe absolument juste, cette méthode rencontre quelquefois de véritables difficultés dans son exécution. Aussi, croyons-nous qu'elle ne peut pas servir, dans tous les cas, à établir une comparaison et une appréciation suffisantes pour déterminer exactement le moment où l'accouchement doit être provoqué.

J'ai déjà démontré que l'incertitude qui régnait forcément dans le choix du moment où l'accouchement devait être provoqué avait comme conséquence fatale, la naissance d'enfants trop prématurés, *gélatineux* pour employer une expression très juste; c'est là, en effet, le point faible de cette méthode, qui présente tant d'avantages par ailleurs. Dans les statistiques dont je m'occupais tout à l'heure, environ le tiers des enfants a succombé pendant les quelques jours que les femmes ont passé à l'hôpital. La mortalité des enfants prématurés est en effet très considérable, soit pendant le travail, soit dans les quelques heures qui le suivent, soit même dans le premier mois de la vie.

Or, le reproche que l'on peut faire à toutes ces statistiques, c'est de ne s'occuper de l'enfant que pendant les dix ou quinze premiers jours, sans s'inquiéter de ce qu'ils deviennent plus tard; si le tiers des enfants meurt dans les deux premières semaines, sait-on combien il y a de décès avant la fin de la première année? Toutes les statistiques restent muettes sur ce sujet; l'enfant ayant quitté l'hôpital n'est plus soumis à aucun traitement ni à aucune surveillance. Grâce aux couveuses et au gavage dont M. Tarnier a si excellemment vulgarisé l'emploi, on a pu dans les Maternités entretenir une espèce de vie factice chez beaucoup de prématurés, qui eussent fatalement succombé si des soins intelligents, assidus et dévoués, ne leur eussent été prodigués. Mais quand ces soins viennent à manquer, quand la mère est revenue chez elle, le sclérème, l'athrepsie, les diplégies cérébrales (idiotie, athétose, etc.) viennent rapidement terminer cette pauvre existence d'enfant à peine viable.

A propos de deux observations où ce fait s'est produit je reviendrai plus tard (Chap. IV) sur ce point qui mérite une attention particulière et qui me paraît avoir été un peu négligé par les auteurs qui se sont complu à publier des statistiques où la mortalité fœtale n'était relevée que pendant les deux ou trois semaines qui suivaient la naissance.

J'ai hâte cependant d'ajouter qu'au Congrès de Rome 1894, Calderini, après avoir cité les statistiques d'accouchements prématurés faits à l'Institut Obstétrical de Parme et déclaré que, sur 19 cas, 6 fois l'enfant était mort-né, ajoute en propres termes : « Parmi les enfants vivants *plusieurs* sont morts pendant la première année. »

Je ne puis m'empêcher de transcrire tout au long une phrase de Zweifel (Congrès allemand de gynécologie) : « ... ma confiance en elle (méthode de provocation de » l'accouchement) est considérablement ébranlée.

» A la vérité, nos résultats supportent la comparaison » avec d'autres statistiques, si l'on ne tient compte que » de la mortalité fœtale pendant l'accouchement et les » premiers jours de la vie. Mais si je considère la fin » dernière de l'accouchement qui est de mettre au monde » un enfant élevable, capable de survivre, nos résultats » sont désolants. Bien que les enfants dans nos cas » fussent la plupart issus de mariages légitimes et » qu'ils aient été soignés par les mères avec le plus grand » dévouement, j'ai eu *une seule fois* la joie de voir l'un » d'eux atteindre l'âge d'un an. Ils sont *tous morts* rapidement, *bien qu'ils fussent sortis de l'hôpital en* » *assez bon état*, du tabes mésaraïca des vieux médecins. »

Malgré tout, l'accouchement prématuré provoqué se recommande par sa simplicité extrême. Toute méthode thérapeutique dirigée contre les sténoses pelviennes, c'est-à-dire contre un cas de dystocie très fréquent doit être simple, facile, à la portée du plus modeste praticien. A ce titre-là aucune opération ne peut lui être comparée. Ici l'accoucheur n'a pas besoin d'être doublé d'un chirurgien. Une simple bougie, un ballon de Tarnier s'il s'agit d'une primipare, de Champetier si la parturiente est multipare, suffisent ordinairement; l'introduction de la sonde ou du ballon, sans être très facile, sera toujours possible avec de la patience; aucun accident n'est à redouter si aucune faute n'est commise au cours de l'intervention. Presque toujours en effet les décès sont dus à la septicémie.

Il ne faudrait cependant pas oublier qu'on a signalé des faits de rupture utérine (observation de Muller citée par Beuttner. *Annales de Gynécologie,* 1895). Ces faits-là sont évidemment exceptionnels; encore ne faut-il pas les passer complètement sous silence.

Il existe encore un autre inconvénient qui exerce souvent la patience de l'accoucheur et de la malade, au détriment de la vitalité de l'enfant : on rencontre parfois des utérus dont les fibres musculaires sont excessivement paresseuses; il faut des jours entiers pour les mettre en jeu. Cette inertie est surtout manifeste dans les accouchements prématurés artificiels par suite du développement incomplet de l'appareil musculaire qui n'arrive à son maximum d'hypertrophie qu'au moment du terme; aussi dans ce cas la vie du fœtus peut-elle être menacée par la lenteur extrême du travail.

Les cas de ce genre sont connus : j'en ai cité quelques-uns déjà [1], j'en ajouterai deux autres mentionnés par Paquy (Société obstétricale et de gynécologie de Paris, juin 1893) et provenant du service de M. Porak :

1° Bassin rétréci; première tentative d'accouchement le 6 février; après avoir successivement mis en œuvre l'appareil de Hubert (de Louvain), deux ballons de Treub gonflés à 300-350 grammes de liquide, deux branches du dilatateur Tarnier et un ballon de Tarnier, l'accouchement n'eut lieu que le 18 février, c'est-à-dire douze jours après. (L'état de l'enfant n'est pas spécifié.)

2° Dans un second cas, le même auteur employa un ballon de Tarnier, deux ballons de Treub, deux fois le ballon de Champetier de Ribes, il fallut trois jours et demi pour expulser l'enfant qui était putréfié.

[1] *Traitement des vomissements incoercibles des premiers mois de la grossesse par le curettage* (Congrès d'obstétrique et de gynécologie, 1895).

J'ai été témoin d'un fait analogue; malgré l'emploi des ballons de Tarnier et de Champetier, l'accouchement provoqué n'eut lieu qu'après cinq jours, et se termina par la naissance d'un enfant mort.

Ces faits sont trop connus pour que je veuille insister; ils suffisent d'ailleurs à prouver que dans certains cas il est très difficile de provoquer avant terme des contractions régulières et efficaces.

Je croirais sortir du programme qui m'est imposé si je décrivais en détail les divers modes de provocation du travail dans l'accouchement prématuré; je ne ferai qu'indiquer les plus usuels.

Les anciens procédés de Kiwisch, de Klüge, les laminaires, la rupture des membranes sont à peu près abandonnés aujourd'hui. Seule la méthode de Krause conserve encore quelques partisans. Mais le ballon de M. Tarnier est certainement un des plus employés et à juste titre. Le ballon de M. Champetier de Ribes, qui répond à des indications spéciales, agit beaucoup plus rapidement; et grâce à lui on peut obtenir soit une dilatation *accélérée*, soit une dilatation *forcée*. L'instrument de Treub est peu connu en France. Récemment, enfin, deux nouveaux ballons ont été inventés, l'un par M. Moussous et l'autre par M. Boissard. Le ballon de M. Moussous a été employé avec succès plusieurs fois à la Clinique de Bordeaux (Société obstétricale de France, 1893). Quant à celui de M. Boissard, il est bon, à mon avis, d'attendre que les observations soient plus nombreuses pour se prononcer sur sa valeur en toute connaissance de cause.

Le procédé de Kufferath (Congrès de Bordeaux, 1895), qui consiste à décoller les membranes à l'aide d'une injection d'un demi-litre entre l'œuf et la paroi, a donné d'excellents résultats entre les mains de cet habile Professeur.

Le plus souvent voici comment on agit : chez les primipares le ballon de M. Tarnier est presque toujours employé, souvent il suffit à déterminer des contractions fréquentes et intenses; si le travail ne se déclare pas assez vite, on peut avoir recours au ballon de M. Champetier.

Chez les multipares, dont le col perméable permet d'emblée l'introduction d'appareils plus volumineux, on peut, au choix, se servir de tous les ballons que je viens de nommer. Je crois cependant que celui de M. Champetier de Ribes a une action plus rapide et plus efficace. Les chiffres suivants le prouvent :

D'après M. Oui (voir *loco citato*), le travail provoqué avec la sonde de Krause durerait.... 50 heures 1/2.

Avec le ballon de Tarnier..... 29 heures.

Avec le ballon de Tarnier et de Champetier............. 32 —

Avec le ballon de Champetier seul....................... 19 —

Les chiffres donnés par M. Pinard sont les suivants :

Ballon de Tarnier seul .... 47 heures.

Ballon de Tarnier et de Champetier................ 28 —

Ballon de Champetier seul.... 13 —

On comprend que le pronostic pour l'enfant dépend en grande partie de la rapidité de l'accouchement. Souvent une intervention, forceps ou version, est nécessitée par la lenteur du travail et la faiblesse des contractions. C'est là un point qui a bien son importance et sur lequel je reviendrai plus tard.

CHAPITRE II

SYMPHYSÉOTOMIE

SOMMAIRE : Statistiques de Morisani, Guéniot, Ribemont-Dessaignes, Léopold, Gaulard, Zweifel, Fritsch, Pinard.
Mortalités fœtale et maternelle.
Objections : Difficultés de l'opération dues à l'antéflexion de l'utérus, à l'ossification, à l'obliquité de la symphyse, etc.
Accidents opératoires : Hémorrhagies (Pathogénie, Traitement). Rupture des parties molles (Mécanisme, Moyen de les éviter). Septicémie ; Faut-il opérer une femme infectée ?
Complications post-opératoires : Difficultés de la marche, etc., etc. Symphyséotomies faites en ville.

Si l'on se rappelle les très satisfaisants résultats obtenus par la provocation systématique de l'accouchement avant terme, on trouvera peut-être audacieux les accoucheurs, qui, par une autre méthode, l'agrandissement momentané du bassin, ont essayé de faire mieux. Certes la tentative est louable et doit être encouragée. Qui ne se souvient cependant du discrédit profond dans lequel était tombée l'opération de Sigault. Pour la faire renaître de ses cendres il fallait toute l'autorité du Professeur Pinard, et il me semble impossible au début de ce chapitre de ne pas m'associer à l'éloquent hommage dans lequel M. Fochier a uni les noms de Morisani et de M. Pinard (Société obstétricale de France, 1893) :

« Notre reconnaissance doit tout d'abord s'adresser à » Morisani qui, avec une clairvoyance et une ténacité » admirables, a su persévérer dans la pratique de cette » opération discréditée par ses revers plutôt que par » son inefficacité. Elle doit aller ensuite à Pinard dont » le sens et l'expérience cliniques ont dirigé les premiè- » res applications de cette vieille nouveauté, dont la

» voix autorisée a su, comme une trompette éclatante, » porter la bonne nouvelle aux quatre coins du monde. »

Il est un autre nom qu'il serait à mon avis injuste d'oublier ici, c'est celui de M. Farabeuf qui a étudié la constitution anatomique de la symphyse pubienne, qui a indiqué ce que donnait opératoirement la section de la symphyse, et dont les schémas si rigoureusement exacts ont démontré mathématiquement que, avec un écartement donné, on devait forcément; dans un bassin de rétrécissement connu, obtenir un agrandissement toujours identique.

M. Pinard a démontré que l'agrandissement du bassin était constant, à condition que les articulations pelviennes ne fussent pas ankylosées ; que cet agrandissement était suffisant pour laisser passer une tête de 9,5, quand le diamètre antéro-postérieur du bassin mesurait au moins 7 centimètres. En même temps qu'il étendait les indications de la symphyséotomie, il en prouvait l'innocuité pour les articulations sacro-iliaques et pour la stabilité du bassin après l'opération.

Ces principes solidement établis il restait à M. le Professeur Pinard à préciser le *manuel opératoire*, c'est ce qu'il a fait dans son rapport au Congrès de Rome de 1894.

Ce manuel opératoire est maintenant réglé avec une clarté admirable et une précision rigoureuse.

Les quatre temps :

1° Incision des téguments;

2° Incision de la symphyse;

3° Ecartement des os iliaques;

4° Extraction du fœtus,

sont décrits par MM. Farabeuf, Pinard et Varnier, avec un luxe de détails qui ne laisse aucune prise à l'incertitude et à l'erreur. Aussi serait-ce vraiment faire œuvre inutile, que de répéter ici ce qu'ils ont dit et enseigné depuis deux ans, et ce qui est adopté par la majorité des accoucheurs.

Je n'étudierai donc pas la question de savoir s'il convient de faire l'incision médiane et rectiligne, comme le veulent presque tous les auteurs; curviligne et parallèle à l'arcade pubienne, comme le conseille M. Porak; courte (3 ou 4 centimètres) comme dans la pratique du Professeur Morisani, ou longue (7 à 8 centimètres).

Je ne discuterai pas davantage s'il vaut mieux aborder par devant le fibro-cartilage, ou le sectionner par la voie rétro-symphysienne, mais je me réserve de revenir en temps et lieu sur deux ou trois points de détail qui ont bien leur importance.

J'arrive ainsi aux statistiques. On ne trouvera pas ici des chiffres aussi considérables que pour l'accouchement prématuré, cela tient à ce que la symphyséotomie n'est une opération courante que depuis trois ans à peine ; mais cependant nous possédons tous les éléments suffisants pour émettre une opinion, documents en mains.

Je ne parlerai bien entendu que des symphyséotomies faites depuis la période antiseptique.

Morisani, au Congrès de Rome 1894, fusionnant les deux statistiques très importantes de Varnier (qui va jusqu'au 31 mars 1893) et de Neugebauer, et joignant à ses observations personnelles celles qui ont été publiées jusqu'au 31 décembre 1893, arrive à un total de 241 symphyséotomies sur lesquelles :

28 femmes sont mortes et 55 enfants morts.

Soit :

Mortalité maternelle............. 11,6 0/0
» infantile............... 22,82 0/0

Ces chiffres, vraiment effrayants, donneraient beaucoup à penser... s'ils étaient vrais. Mais faut-il les accepter sans commentaires ?

Peut-on attribuer à la symphyséotomie la mort de femmes qui ont succombé à des causes étrangères à l'opération, ou à des infections existant avant l'opération.

Si l'on examine tous ces cas de près, on voit que :

11 femmes moururent d'*infection :*

15 de causes variables (pneumonie, paralysie, du cœur, perforation utérine, embolie (2 fois), éclampsie (2 fois), septicémie due le plus souvent à des tentatives infructueuses d'intervention avant la symphyséotomie (8 fois).

2 seulement d'*hémorrhagie.*

Morisani considérant que l'*asepsie* est la condition *sine quâ non* de toute intervention bien conduite, que par conséquent, la seule symphyséotomie qui doive être pratiquée est la symphyséotomie *aseptique,* déclare ne pouvoir compter dans sa statistique tous les cas où la mort est survenue à la suite de *complications infectieuses*, ou de *maladies n'ayant aucun rapport avec l'opération.*

La mortalité se réduit ainsi à 2 cas sur 215, ce qui donne un pourcentage de 0,93.

Sur les 55 enfants morts, on doit en bonne justice défalquer :

1° Ceux qui étaient morts avant l'opération, soit........................ 7

2° Ceux qui ont été tués par les opérations antérieures, forceps, versions, ayant amené des fractures du crâne.. 11

3° Ceux qui succombèrent à des causes étrangères à l'opération : vice de conformation, syphilis, pneumonie, basiotripsie et rupture du cordon......... 7

Total.......... 25

donc 25 cas à retrancher. Il ne reste plus que 30 décès, et encore sur ces 30, faut-il en compter quelques-uns (au moins 7) qui sont dus à ce que l'extraction du fœtus a été faite avec une section incomplète de la symphyse (Léopold, Harajewicz, Zweifel), soit avec un écartement insuffisant pour que le fœtus ne soit pas lui-même agent de dilatation, manœuvre dont Farabeuf a montré depuis longtemps les dangers ; ce qui réduit le nombre des décès à 23 sur 209, soit 11 0/0.

Si je passe en revue quelques autres statistiques [1], celles de M. Porak par exemple, je trouve sur 9 symphyséotomies :

2 femmes mortes : 1 perforation de la paroi postérieure du col et déchirure du péritoine causées par des applications de forceps faites avant la symphyséotomie; 1 gangrène du tissu cellulaire rétro-pubien.

Le second décès est seul imputable à la symphyséotomie.

3 enfants morts : 1 syphilis; 1 procidence du cordon ; 1 intervention dangereuse avant la symphyséotomie.

(1) Quelques-unes des observations qui figurent dans les statistiques de Porak, de Ribemont sont déjà portées dans celles de Morisani.

La symphyséotomie ne peut être incriminée pour chacun de ces décès.

M. Guéniot a pratiqué 7 symphyséotomies :

Femmes sauvées........................ 7
Enfants vivants........................ 6
Enfant mort........................... 1
(Rupture du cordon au ras de l'ombilic).

M. Ribemont, sur 9 symphyséotomies :

Femmes mortes. 3 Enfants morts. 3

Sur ces 3 femmes :

1 a succombé à une pneumonie à pneumocoques.

2 ont succombé à une infection profonde contractée avant leur entrée à l'hôpital.

Puis sur les 3 enfants morts :

1 est mort de pneumonie à pneumocoques (comme la mère n° 1).

1 est mort d'excoriation faite par le forceps en ville, avant la symphyséotomie. Luxation de Schrœder. Hémorrhagie méningée considérable.

1 est mort à la suite d'une basiotripsie.

Léopold a fait 6 symphyséotomies (Francke).

Mortalité des mères.................. 0
Mortalité des enfants................ 0

1 femme est morte d'embolie de l'artère pulmonaire, le jour même où, tout à fait guérie, elle allait quitter la Clinique.

M. Gaulard, sur 2 symphyséotomies, a eu :

Mères sauvées........................ 2
Enfants vivants...................... 2

Zweifel a pratiqué 23 fois la symphyséotomie :

Mortalité des mères.............. 0
Mortalité des enfants... 2 Soit. 9,7 0/0
1 enfant est mort à la suite d'un long travail, forceps avant l'opération.

Je ne ferai que mentionner les résultats obtenus par Toujan, Neumann, Auvard, Dayot, Mascarenhas, etc., qui comptent autant de succès que d'opérations.

M. Tarnier et M Budin ont publié, eux aussi, des observations dans lesquelles la mère est sortie guérie et l'enfant le plus souvent vivant. 2 des enfants, dans la statistique de M. Budin, sont morts :

1 d'hémorrhagie méningée, due vraisemblablement à une application de forceps.

1 de syphilis.

Heinrich Fritsch, dans ses 4 premières symphyséotomies a eu :

4 femmes sauvées, malgré une fistule vésico-vaginale due à la perforation de la paroi vésicale par un point de suture.

2 enfants morts : 1 fracture produite par l'application de forceps avant la symphyséotomie ; 1 mort due à la lenteur du travail et à l'insuffisance de l'écartement.

J'ai hâte d'arriver à la statistique de M. Pinard, qui est la plus complète et la plus intéressante.

Jusqu'au mois de décembre 1894, il a été fait à la Clinique Baudelocque, dans le service du Professeur Pinard, 49 symphyséotomies.

Sur ces 49 opérations :

Femmes guéries..	45	Mortes.......	4
Enfants vivants...	44	Morts........	5

Sur ces 4 femmes mortes :

1 femme est morte d'occlusion intestinale.

Les 3 autres femmes, de l'infection contractée en dehors du service.

Ces décès ne sont pas par conséquent imputables à l'opération.

La mort des 5 enfants est due :

Pour le premier, à des fractures du crâne, après des applications de forceps faites en ville ;

Pour le deuxième, à un défaut de développement — accouchement provoqué et symphyséotomie, grossesse interrompue trop tôt, — enfant pesant 2.130 grammes ;

Pour le troisième, à un écartement insuffisant du pubis ayant produit un enfoncement du pariétal et une hémorrhagie méningée ;

Pour le quatrième, à une fracture du frontal causée par l'écartement insuffisant de la symphyse ;

Pour le cinquième, opération faite sur un enfant mourant.

Sur ces 5 décès, les deux premiers au moins ne peuvent pas être portés au passif de la symphyséotomie. Cette opération ne peut endosser en effet la responsabilité de la mort du premier enfant qui a succombé aux fractures faites par le forceps avant la section symphysienne.

Il en est de même pour le second qui est mort parce que l'accouchement avait été provoqué trop tôt. J'ai déjà dit combien il était difficile de préciser le moment où il fallait interrompre la grossesse. (Voyez Chapitre I.)

Le cinquième décès n'est pas imputable davantage à la symphyséotomie puisque l'enfant était mourant quand l'opération a été tentée.

On se trouve donc en présence de :

2 enfants morts sur 46 symphyséotomies (en laissant ces 3 cas de côté).

Maintenant que la responsabilité de ces morts a été répartie équitablement, faisons le total, et nous obtenons :

Sur 45 femmes entrées à la Clinique Baudelocque (elles et leurs enfants en bonne santé) :

Mortalité des mères................ 0

Mortalité des enfants 2. Soit.... 4,4 0/0

Si maintenant je réunis les chiffres donnés par MM. Morisani, Porak, Ribemont, Guéniot, Léopold, Gaulard, Zweifel, Fritsch et Pinard, voici le tableau que j'obtiens :

	Mères	Mortes	Enfants (1)	Morts
Morisani................	215	2	209	23
Porak....................	8	1	6	0
Guéniot.................	7	0	6	0
Ribemont	6	0	6	0
Léopold..................	5	0	6	0
Gaulard..................	2	0	2	0
Zweifel	23	0	23	2
Fritsch...................	4	0	3	1
Pinard....................	45	0	45	2
	314	3	306	28

Sur 314 mères 3 sont mortes : Soit 0, 95 0/0

Sur 306 enfants 28 sont morts : Soit 9, 15 0/0

(1) La discordance entre les chiffres des mères et des enfants vient de ce que j'ai éliminé de ce tableau les décès non imputables à la symphyséotomie.

Sans vouloir traiter à fond la question des difficultés et des dangers de la symphyséotomie, il me semble cependant que je ne puis passer complètement sous silence quelques objections faites à cette opération.

Chez les femmes qui ont un abdomen pendulum ou de l'œdème sus-pubien, l'opérateur pourra être gêné par la *projection* de l'utérus au-devant du champ opératoire, et, en cas d'œdème, la recherche de la symphyse sera peut-être un peu plus difficile et plus longue; mais je ne vois vraiment pas là une contre-indication à la section inter-pubienne (1).

L'*ossification* de la symphyse a beaucoup préoccupé certains accoucheurs, qui ont pensé que, de même, les articulations sacro-iliaques devaient être ossifiées, ce qui rendait impossible la double *symphyséoclasie* nécessaire pour obtenir l'écartement pubien. Disons d'abord que cette ossification symphysienne est excessivement rare, bien qu'elle ait été rencontrée par Siebold une fois, et par Zweifel (Morisani ne l'a pas observée une seule fois), mais que même dans les cas où elle a été trouvée, l'écartement symphysien a pu se faire sans difficultés. Il suffirait d'ailleurs, pour obvier à ce contretemps opératoire, de se munir de ciseaux et du marteau de Mac-Even, comme le fit M. Varnier quand il pratiqua la *pubiotomie* chez une femme dont la symphyse était oblique.

Bien plus souvent en effet que l'ossification de la symphyse c'est son *obliquité* qui vient compliquer l'opération; on est rapidement averti de cette obliquité par la résistance osseuse que le bistouri ressent chaque fois qu'il s'éloigne de la ligne inter-pubienne et qui le ramène presque de force dans la bonne direction.

Doit-on, après la symphyséotomie, laisser l'accouchement se terminer tout seul, comme le veut Zweifel, ou faire une application de forceps pour extraire la tête ? Il est évident que si les contractions utérines conservent leur régularité et leur énergie, l'usage du forceps ou de la version n'est pas indispensable, et Morisani, et bien d'autres ont quelquefois abandonné

(1) Dans une des symphyséotomies faites à l'Hôpital Saint-André de Bordeaux (voyez *Annales de Gynécologie*, août 1896), nous avons rencontré et surmonté facilement cet obstacle.

l'accouchement aux forces seules de la nature. Mais il faut avoir bien soin dans ce cas de ne pas laisser la tête se frayer elle-même son chemin à travers le bassin non agrandi ; il faut augmenter les diamètres pelviens au moyen de l'écartement qui sera produit par les aides portant les cuisses dans l'abduction et par l'écarteur sensible de Pinard, pour que le crâne fœtal ne supporte pas une pression trop forte, pression qui aboutirait à un enfoncement ou à une fracture.

Mais je dois examiner avec plus de détails les deux principaux reproches adressés à la symphyséotomie. Le premier est la fréquence de l'*hémorrhagie*. L'hémorrhagie s'explique facilement par la rupture des plexus clitoridiens et des corps caverneux qui sont rapprochés de la plaie opératoire.

Voici la pathogénie admise par M. Porak :

L'hémorrhagie se produit surtout quand il y a écartement brusque des pubis, ce qui est facile à comprendre, mais elle peut aussi survenir avec un écartement graduel; dans ce cas la rupture des corps caverneux est due au mécanisme suivant :

« Le corps caverneux est maintenu très solidement » par son albuginée, contre la branche descendante du » pubis jusqu'au niveau de l'arcuatum, où il se détache » de l'os, pour se réunir à son congénère et constituer le » clitoris. L'artère honteuse interne longe l'ischion, et » après avoir envoyé la transversale du périnée, les » artères de l'urèthre, celles destinées à la lamelle cel- » lulo-graisseuse située en avant de la vessie, elle » n'existe pour ainsi dire plus au niveau de l'arcuatum. » Lorsqu'on incise le ligament suspenseur du clitoris, on » arrive donc facilement et sans écoulement sérieux de » sang dans l'espace qui est limité en haut par l'arcua- » tum, en bas par les deux racines du clitoris, se diri- » geant l'une vers l'autre pour s'unir sur la ligne » médiane. En perforant cet espace, il s'écoule souvent » très peu de sang et on est disposé à se laisser aller à » une fausse sécurité.

» Continuant l'opération, on incise le cartilage inter- » pubien, les pubis s'écartent plus ou moins brusque- » ment. Les racines du clitoris, maintenues solidement à » leur place par leur albuginée, ne peuvent s'étendre et » suivre l'écartement des pubis. Il se produit donc une

» déchirure qui sera d'autant plus grave, au point de » vue de l'hémorrhagie, qu'étant plus excentrique, elle » intéresse des vaisseaux plus nombreux et plus volu- » mineux. »

Cette hémorrhagie a pris dans quelques cas des proportions effrayantes puisque dans deux opérations, celles de Treub (1892) et de Tellier (Société obstétricale de France, 1893), la mort en aurait été la conséquence.

Tellier, dans son observation, dit que cette hémorrhagie a eu deux sources :

D'abord l'hémorrhagie en nappe, d'origine probablement veineuse, et l'hémorrhagie venant d'une artère du volume de *la radiale au moins*, qui donne un jet saccadé et qui est appliquée contre la branche descendante du pubis à droite.

Dans l'observation de Treub, l'hémorrhagie est due à des lésions de la paroi vulvaire ; arrêtée un moment par la compression avec de la gaze iodoformée, l'hémorrhagie se reproduit quand le tampon est enlevé; on fait des sutures interrompues, une ligature, un pansement, etc. La mort survient une demi-heure après cette hémorrhagie, à laquelle est venue se joindre une abondante perte utérine.

Certes, une hémorrhagie qui se produit avec cette abondance et cette rapidité, et qui résiste à tous les moyens hémostatiques employés, est bien faite pour nous effrayer.

Dans la statistique de Neugebauer, cette complication s'est produite 29 fois avec une intensité variable, elle aurait amené la mort 8 fois ? Mais souvent dans ces cas elle a été accompagnée de rupture des parties molles et d'accidents septicémiques. Il est probable que la mort a été due le plus souvent aux phénomènes infectieux.

Disons de suite que presque toujours l'hémorrhagie est *veineuse* et qu'elle cesse presque toujours avec de la compression ; on peut trouver quelques petites artères qui donnent peu de sang. Porak déclare qu'il n'a jamais eu de peine à les pincer et qu'il a toujours assuré l'hémostase artérielle.

Quelquefois un petit suintement persiste jusqu'à ce que les pubis soient rapprochés; la ligature, en pareil cas, est absolument inutile et inefficace dans le tissu lacunaire ; elle ne pourrait que faire perdre un temps précieux.

Pour ce qui a trait aux observations de Treub et de Tellier, je ne puis m'empêcher, avec M. Varnier, de faire remarquer que :

Si l'*hémorrhagie est artérielle,* il faut avant tout pratiquer l'hémostase (c'est l'*A B C D* de la chirurgie), avec la compression et la ligature.

Si l'*hémorrhagie est veineuse* (1) et se produit en nappe, faites immédiatement de la compression, puis terminez rapidement l'extraction du fœtus et rapprochez les pubis, ce sera le meilleur moyen hémostatique.

C'est là, en effet, la conduite que j'ai vue adopter et que j'ai adoptée moi-même dans tous les cas d'hémorrhagie due à la rupture des racines du clitoris ou des plexus prévésicaux, et on a pu toujours se rendre maître de la perte de sang qui, au début, semblait devoir être très difficile à juguler.

Il est évident toutefois que si, sous l'influence du chloroforme ou toute autre cause, l'inertie utérine vient encore ajouter son appoint hémorrhagique, comme dans le cas de Treub, la situation s'aggrave ; mais à nouveau mal nouveau remède ; il existe des moyens d'aveugler la perte utérine et tout accoucheur doit les connaître ; il ne rentre pas dans le cadre tracé de décrire les procédés d'hémostase utérine ; disons seulement que le tamponnement utérin *bien fait* nous a toujours permis de maîtriser la perte de sang.

Ce serait d'ailleurs dans des cas semblables que les injections de sérum artificiel seraient d'un emploi très opportun et tout à fait indiqué ; elles relèveraient en effet, chez la femme anémiée, la tension vasculaire, lui permettraient de réparer la spoliation sanguine qu'elle vient de subir, et auraient une action hémostatique certaine, en donnant à la circulation une suractivité fonctionnelle.

Il est, à mon avis, une autre complication de la symphyséotomie plus à redouter que la précédente : c'est la *rupture des parties molles vulvo-vaginales,* qui séparent l'orifice génital de la plaie opératoire ; cet acci-

(1) Dans les 4 observations de symphyséotomie que j'ai publiées (*Annales de gynécologie*) et dont on trouvera ci-après le résumé, il a toujours été aisé d'arrêter l'hémorrhagie par le tamponnement et la compression.

dent, que Varnier a appelé « le seul danger de la symphyséotomie antiseptique » et qui est pour Porak « le gros, l'important risque de la symphyséotomie », est assez fréquent, puisque Neugebauer le note 29 fois ; dans un travail paru au commencement de l'année 1895 (*Archives de tocologie*), j'en ai cité 40 observations. Il est probable que leur nombre en est même plus grand encore, parce que souvent les ruptures peu considérables ne sont pas signalées dans les observations.

Ces déchirures peuvent s'étendre au vagin et à la vulve et faire communiquer la cavité vaginale avec l'incision présymphysienne ; d'autres fois les corps caverneux, le clitoris et le canal de l'urèthre sont intéressés ; d'autres fois enfin, la vessie elle-même a été atteinte (8 fois d'après Neugebauer).

Il me semble facile d'expliquer le mécanisme qui préside à ces ruptures : pendant l'écartement des pubis, les parties molles sont distendues, amincies, étirées transversalement et dépourvues de tout support osseux ; elles ferment à elles seules la brèche qui résulte de l'écartement des pubis ; que la tête force un peu au passage, qu'elle se dégage dans le diamètre antéro-postérieur, et que les pubis s'écartent un peu plus, la limite de l'élasticité cutanée est atteinte et les parties molles cèdent sur une plus ou moins grande étendue.

Ces déchirures, qui nécessitent une réparation immédiate et quelquefois assez difficile, me paraissent surtout à craindre dans le cas où l'asepsie de l'opérée n'a pas été obtenue complètement; ces pertes de substances peuvent alors être infectées par la voie vaginale et devenir le point de départ d'une septicémie généralisée. Même dans les cas plus heureux, il peut se produire des fistules vésico ou uréthro-vaginales qui réclament une restauration assez délicate.

Mais c'est surtout à propos de la production de ces délabrements vulvo-vésico-vaginaux que l'on doit se rappeler la phrase de Jacolucci : « La statistisque de la » symphyséotomie comprend les résultats de l'opération » et ceux *des fautes des opérateurs*. »

Morisani, à propos des lésions de la vessie, consécutives à l'opération, dit qu'elles doivent être attribuées, non à l'acte opératoire, mais au manque de prudence de l'opérateur : « *Dell' artifice non colpa e non* » *del arte.* »

Ces réflexions s'appliquent surtout aux lésions des parties molles. Mon intention n'est pas d'insinuer que toujours elles reconnaissent pour cause des fautes opératoires; on les a vues survenir entre les mains les plus habiles, mais il me paraît certain que ces accidents fréquemment signalés au début de la période symphyséotomiste, au moment où le manuel opératoire n'était pas encore parfaitement réglé, sont dus assez souvent à l'inexpérience des opérateurs. Instruits par les opérations qu'ils ont déjà faites et par l'expérience des autres, ils ne tomberont plus dans le même défaut; ils connaîtront et emploieront les moyens prophylactiques qui sont nombreux et efficaces; ils imiteront l'exemple de Zweifel, qui, ayant cru reconnaître dans l'application de forceps faite après la section de la symphyse la cause de ces ruptures, résolut désormais d'y renoncer et de laisser l'accouchement se terminer spontanément (1).

Dans le but de s'opposer à ces déchirures, on a proposé plusieurs moyens dont l'utilité me paraît fort contestable : enroulement de la bande d'Esmarck autour du bassin (Freund et Mullerheim); appareil à clef de Koffer; protection de la paroi vaginale avec la main, par analogie avec la protection du périnée (Franck), ou avec un levier (Freund); incision cutanée transversale de Zweifel; terminaison spontanée de l'accouchement (Fritsch et Zweifel); position de Walcher (Fehling), etc.

Voici, je crois, les précautions qui sont nécessaires et qui mettront à l'abri de ces lésions vulvo-vaginales (2) :

1° Dénudation complète (facile à exécuter avec le doigt) des deux faces du pubis et du ligament sous-pubien avant l'incision du fibro-cartilage; il faudra que l'index puisse se glisser dans la gouttière rétro-

(1) La terminaison spontanée de l'accouchement peut être très avantageuse pour l'intégrité des parties molles, mais elle est dangereuse pour l'enfant, et, à l'exemple de M. Pinard, je crois que l'application de forceps ou la version doivent être la règle. (Voir plus haut.)

(2) Toutes ces méthodes sont étudiées dans mon mémoire sur les *Ruptures des parties molles*, etc. (*Archives de Tocologie*, février et mars 1895).

symphysienne et recourbé, s'insinuer en avant et en bas au-dessous de l'arcade, sans rencontrer d'adhérences ;

2° L'introduction dans le vagin du ballon Champetier de Ribes, gonflé à son maximum et *retiré gonflé*, a été déjà conseillée par Pinard et me paraît de toute nécessité chez les primipares ;

3° Application de forceps transversale au détroit supérieur ; ou dégagement transversal de la tête dernière, si l'on pratique la version ;

4° Tractions dirigées fortement en bas, en faisant abstraction du périnée ;

5° Pendant le dégagement, les aides devront porter les jambes dans l'adduction et par des pressions fortes sur les trochanters rapprocher les pubis (Varnier).

6° En cas de rupture menaçante, débridement au niveau de la commissure postérieure et, si besoin est, débridement en avant, au niveau du point le plus menacé !

En agissant ainsi, ce qui est facile et ne complique nullement l'opération, les parties molles seront respectées, et, comme dit Varnier : « Ainsi disparaîtra pour la mère le seul danger de la symphyséotomie antiseptique raisonnée, calculée, bien conduite. »

La grande préoccupation des symphyséotomistes devrait être surtout la pratique de l'antisepsie, avant et pendant l'opération. Morisani et Varnier n'entendent et ne veulent s'occuper dans leur statistique que des symphyséotomies antiseptiques, à juste raison, me semble-t-il. L'infection ne devrait compliquer la section symphysienne, pas plus que les autres interventions obstétricales ou chirurgicales, et cependant on trouve comme causes de décès, dans la statistique de Morisani, 19 fois la septicémie puerpérale. A quoi attribuer cette mortalité si grande ?

D'abord à ce fait que beaucoup de femmes ont été apportées dans les hôpitaux déjà profondément infectées par des opérations faites en ville, sans la moindre précaution antiseptique. Sur les 19 cas que je cite plus haut, empruntés à la statistique de Morisani, il y en a 11 qui reconnaissent cette origine.

Et puis, faut-il le dire ou plutôt le répéter, cela tient dans un bon nombre de cas, non au procédé opératoire, mais à des circonstances spéciales ou au peu de pratique antiseptique de l'opérateur.

M. Porak me paraît avoir vu très juste quand il a dit que dans une situation grave : « Ces manœuvres désespérées *ont fait négliger souvent quelques-unes des précautions antiseptiques* qui sont déjà assez difficiles à prendre dans les cas simples. »

Les femmes opérées dans ces conditions auront de la fièvre, des phénomènes infectieux, elles pourront même succomber. Quoi d'étonnant à cela ? Qu'un chirurgien, opérant sur n'importe quelle région du corps, néglige les principes de l'antisepsie, la plaie opératoire suppurera, et, si la région est riche en réseaux lymphatiques et veineux, la suppuration locale deviendra septicémie généralisée.

Dans les 7 autres décès, enregistrés par Morisani comme dus à la septicémie, plusieurs fois l'infection était d'origine *utérine*, ce qui veut dire que, opérée ou non de la symphyséotomie, la femme eût succombé à des complications infectieuses dont le point de départ était l'utérus.

Qu'on ne vienne donc plus arguer de ces suppurations symphysiennes, de ces ostéites avec éliminations de séquestres qui empêchent la consolidation des pubis, de ces phlébites qui retardent la convalescence. La symphyséotomie antiseptique ne doit pas compter de méfaits semblables, et, s'ils se produisent, c'est non pas la méthode, mais l'opérateur qui en est responsable.

Un point intéressant à discuter est celui de savoir la conduite à tenir en présence d'une femme en travail, *déjà infectée*, mais dont l'enfant est vivant : Est-il prudent dans ce cas de pratiquer la symphyséotomie ; cette opération ne risquera-t-elle pas d'aggraver un état déjà fort sérieux ?

Ces raisons ont été mises en avant par M. Fochier pour déconseiller la section symphysienne.

L'opération pratiquée chez une parturiente infectée, a-t-on dit, ne pourra porter tort qu'à la statistique de la symphyséotomie et non à la malade. Qu'arrivera-t-il en effet si l'on ne pratique pas la symphyséotomie ? Il faudra faire la basiotripsie forcément, la femme n'en sera pas moins infectée, et on aura broyé un enfant que, par la symphyséotomie, on aurait probablement extrait vivant. Cette opinion peut être défendue, mais sans parler du traumatisme grave et de la perte de sang que la femme peut subir du fait de cette opération, il ne faudrait pas oublier que, dans des cas semblables, la vie de l'enfant peut être sérieusement compromise, même quand les battements du cœur paraissent normaux. Des observations récentes ont montré la possibilité de *l'infection intra-utérine du fœtus*, par les liquides septiques contenus dans l'utérus, et dans bien des cas cette infection a entraîné à bref délai la mort du nouveau-né. Nous verrons plus tard (Chapitre IV) que c'est là une contre-indication formelle de la symphyséotomie.

Quant à « l'impossibilité et la *difficulté de la marche*, au manque de consolidation de la symphyse séparée, au prolapsus utéro-vaginal, inconvénients qu'on attribuait à la symphyséotomie », Morisani juge inutile d'en parler, et pense que le temps et l'expérience ont fait justice de ces accusations erronées.

Les 3 cas de retard dans la consolidation, cités par Zweifel, ont trait, 2 fois à des bassins de 6 centimètres (qui le plus souvent ne sont pas justiciables de la symphyséotomie), et la troisième fois à une femme qui éleva et écarta imprudemment les jambes pendant les premiers jours qui suivirent l'opération et qui eut de ce fait une pseudarthrose de la symphyse.

Ce passage de la communication de M. Pinard (Société Obstétricale de France, 1893) en dira plus long que tous les commentaires :

« Quant à la consolidation du bassin, je n'ai cru pou-
» voir mieux faire pour vous édifier complètement sur
» ce qu'elle est, sur ce qu'elle devient, que de vous con-
» vier à venir ce matin à ma Clinique. Ceux qui ont voulu
» voir ont pu constater chez 16 de mes opérées (3 rete-
» nues par leurs occupations n'ont pu se rendre à la
» convocation) les résultats éloignés et récents. Pour ceux
» qui ne les ont pas vues, je dirai simplement que sauf
» les deux dernières, opérées l'une depuis vingt jours, l'au-
» tre depuis douze jours, toutes ont repris leurs occupa-
» tions, et il en est de fatigantes ; une de ces femmes est
» infirmière dans mon service, une autre porteuse de pain
» chez un boulanger et monte les escaliers toute la jour-
» née ; enfin pour terminer ce qui est relatif à ce sujet,
» j'ajouterai qu'une de mes opérées vient à pied, portant
» son enfant, de Charenton dans mon service et cela sans

» fatigue. Le bassin récupère donc complètement sa so-
» lidité fonctionnelle. »

Une dernière objection a été faite à l'emploi et surtout à la vulgarisation de la symphyséotomie. Elle constitue, dit-on, une véritable opération ; la technique en est complexe et difficile; le praticien, pour l'exécuter, doit avoir une éducation spéciale, rare de nos jours, d'accoucheur et de chirurgien ; enfin, loin d'être une intervention d'urgence, praticable partout, elle n'est possible que dans l'installation luxueuse et perfectionnée d'une Maternité.

On pourrait répondre à ce dernier argument que les observations sont là pour prouver que la symphyséotomie est praticable en ville, et dans les milieux les moins luxueux; Lepage, Toujan et Pruvost se sont chargés d'en donner la preuve éclatante.

D'ailleurs, toute opération dans ses débuts est toujours, on le sait, réservée aux hôpitaux, tant qu'elle en est encore à la période d'expérimentation ; ce n'est que plus tard, quand elle a fait ses preuves, qu'elle s'emploie dans la clientèle particulière.

Quant au fond même de l'objection, je reconnais que le premier praticien venu ne peut, sans étude préalable, et sans même avoir lu le manuel opératoire, enseigné par M. Pinard, s'improviser symphyséotomiste; mais n'en est-il pas de même pour toute intervention chirurgicale importante ? Quel est le médecin qui se hasarderait à opérer une hernie étranglée, s'il n'a pas les connaissances anatomiques voulues et si la lecture des ouvrages classiques ne lui a pas appris dans quelle direction doit porter le débridement ?

Est-il donc impossible de réaliser l'asepsie de l'opérateur et de la parturiente? Est-il donc si difficile d'inciser la peau, de faire l'hémostase artérielle et veineuse, d'isoler les deux faces et les deux bords du pubis, de sectionner le cartilage symphysien ? L'application de forceps, les tractions en bas, le dégagement après rapprochement des pubis, constituent-ils encore des manœuvres opératoires exigeant une habileté et une sûreté de main excessives ?

Je prends à témoin tous les médecins qui savent tenir un bistouri et un forceps, et je leur demande si vraiment ils hésiteront à fendre une symphyse pubienne pour sauver la vie d'un enfant ? C'est là, en effet, la visée suprême de la symphyséotomie; elle veut mettre au monde des enfants vivants et *non blessés*, dont la vie ne dépendra pas d'un caprice climatérique ou de soins plus ou moins assidus... A mon avis l'opération de Sigault, rénovée par Morisani et Pinard, a atteint le but qu'elle se proposait.

CHAPITRE III

OBSERVATIONS

SOMMAIRE : Observations personnelles de rétrécissements pelviens variant entre 8 c. 1/2 et 9 c. 1/2.

Accouchements prématurés provoqués		7
Accouchements à terme	spontanés	18
	terminés artificiellement	20
Symphyséotomies		4

Degré et nature des rétrécissements. Poids des Enfants. Durée du travail. Lésions des enfants. Nature des opérations. Mortalités fœtale et maternelle.

J'ai eu 45 fois l'occasion de suivre la marche de l'accouchement dans des bassins rétrécis de 8 c. 1/2 à 9 c. 1/2.

7 fois l'accouchement a été provoqué artificiellement avant terme.

38 fois l'accouchement s'est effectué à terme.

Sur ces 38 cas, 18 fois l'accouchement a été absolument spontané.

20 fois une intervention (forceps, version, basiotripsie) a été nécessaire pour terminer l'accouchement.

J'ai déjà donné les raisons qui m'avaient décidé à faire entrer dans ma statistique comparative, les chiffres des accouchements spontanés, je n'y reviendrai donc pas.

On trouvera peut-être en lisant ce chapitre, que la conduite opératoire décrite dans chacune de ces observations n'est pas d'accord avec les conclusions de ce travail. A ceci je répondrai que mon opinion, telle que je la formule plus loin (Chapitre IV), n'est justement que la résultante de cette statistique, et que ces conclusions sont basées sur l'étude attentive et impartiale de ces observations.

J'ai cru, et l'on voudra bien excuser ma hardiesse, qu'il valait mieux asseoir mon opinion sur un ensemble respectable de faits inédits et observés par moi plutôt que sur des cas déjà connus et commentés qui n'auraient apporté aucun élément nouveau dans la discussion.

1re série. — Accouchements prématurés artificiels.

Obs. I (1). — *Bassin de 8 c. 1/2. Accouchement prématuré artificiel. Enfant vivant, 2020 grammes.*

Jeanne L..., trente ans, cuisinière. Bassin de 8 c. 1/2. Secondipare. On ne sait à quelle époque ont eu lieu les dernières règles. Elle est enceinte d'environ 7 mois 1/2 à 8 mois. Par le palper mensurateur on trouve la tête acceptable. On attend.

Le 23 novembre 1893, la tête s'engage difficilement; on se décide à pratiquer l'accouchement qui est provoqué, le 27 novembre, à l'aide d'un ballon. La tête s'engage sans difficulté. Enfant petit (2020 gr.), vivant. La malade est en parfait état. L'enfant traité par la couveuse, l'oxygène et le gavage, est vivant au 12e jour.

Obs. II. — *Bassin de 8 c. 1/2. Accouchement prématuré artificiel à 8 mois. Version. Procidence du cordon. Enfant mort pesant 2000 grammes.*

Saumarie A..., trente-quatre ans, primipare.

20 septembre 1894, accouchement provoqué à 8 mois à l'aide d'un ballon du Professeur Moussous. Bassin rachitique 8 c. 1/2. Sommet. Procidence du cordon. Version. Durée du travail, 30 heures.

Enfant mort, 2000 grammes.

B. P = 8,2
B. T = 7

Obs. III. — *Bassin cypho-rachitique. Diamètre promonto-pubien minimum 8 c. 5. Accouchement provoqué à 8 mois 1/2. Enfant mort pesant 1910 grammes.*

24 avril 1892. Catherine D..., trente-huit ans, primipare. Accouchement provoqué à 8 mois 1/2. Diamètre promonto-pubien minimum 8 c. 1/2. Bassin généralement rétréci. 48 heures de travail. Présentation du siège décomplété mode des fesses. Extraction très difficile de la tête dernière. Mort de l'enfant. Poids, 1960 grammes.

D. Bi-P. = 8 c.
Bi-T. = 7 c.
O. F. = 10 c. 5

(1) Toutes ces Observations ont été très écourtées de peur de surcharger ce mémoire; je me suis efforcé toutefois d'en rapporter les détails intéressants.

Obs. IV. — *Bassin rachitique de 8 c. 1/2. Accouchement prématuré à 8 mois 1/2. Enfant meurt 7 mois après d'athrepsie.*

Mme L..., vingt-cinq ans, secondipare.

Première grossesse. Accouchement à terme. Basiotripsie. Suites de couches mauvaises. Infection. Pelvi-péritonite pendant trois mois.

Deuxième grossesse, en 1892. Je suis consulté par Mme L..., enceinte de 7 mois, et je lui conseille l'accouchement prématuré provoqué à 8 mois 1/2.

A l'époque voulue, le travail est mis en œuvre par l'introduction d'une grosse sonde œsophagienne.

Durée du travail, 10 heures.

Enfant vivant, qui n'a pas été pesé mais qui était petit, gélatineux, et qui, à l'œil, devait peser 1800 à 2000 grammes. Couveuse, massage, frictions alcoolisées. Cet enfant se développe mal, a de la diarrhée, des bronchites et meurt à 7 mois.

Obs. V. — *Bassin de 9 centimètres. Accouchement prématuré provoqué à 8 mois. Enfant vivant.*

14 septembre 1894. Maria H..., vingt-trois ans, 3pare.

Premier accouchement en juillet 1888 : application de forceps; enfant mort.

Deuxième accouchement : normal; enfant vivant.

Troisième accouchement : prématuré artificiel à l'aide d'un ballon Tarnier dans lequel on introduit 50 grammes de liquide; accouchement spontané; enfant vivant; poids : 2300 grammes.

D. Bi-T. = 7.5
B.-P. = 9.5

Durée du travail : 24 heures.

Obs. VI. — *Bassin rachitique de 9 centimètres. Accouchement prématuré artificiel (8 mois). Application de forceps au détroit supérieur.*

1er octobre 1893. M. R..., vingt-sept ans, 4pare.

Premier accouchement : à terme; spontané; enfant mort.

Deuxième accouchement : à terme; enfant vivant, petit, succombe trois mois après.

Troisième accouchement : à terme; applications de forceps au détroit supérieur; durée du travail, 40 heures; enfant petit, présentant une plaie contuse au crâne causée par une branche du forceps.

Quatrième accouchement : provoqué par le ballon de Champetier. Durée du travail : 48 heures. Application de forceps au détroit supérieur. Enfant vivant, 2910 grammes.

D. B.-P. = 8.6
B.-T. = 7.5

Obs. VII. — *Bassin cypho-rachitique de 9 cent. 5. Accouchement prématuré artificiel à 8 mois 1/2. Application de forceps (excavation). Enfant vivant, 2300 grammes.*

Gabrielle Gh..., vingt ans, primipare. Déviation de la colonne vertébrale vers la droite. Bassin cypho-rachitique. Accouchement prématuré provoqué à 8 mois 1/2. Diamètre promonto-pubien minimum de 9 cent. 1/2. Ballon de Champetier. Durée du travail, 12 heures. O. I. G. A. Application de forceps dans l'excavation. Enfant pesant 2300 grammes. Vivant.

D. O.-T. = 11.3
B.-P. = 9
B.-T. = 8.4

En résumé, ces 7 accouchements prématurés ont été provoqués 4 fois pour des rétrécissements de 8 1/2 (Obs. I, II, III, IV).

2 fois pour des bassins de 9 centimètres (Obs. V et VI).

1 fois pour un bassin de 9 cent. 1/2.

Ils ont donné lieu aux opérations suivantes :

1 fois à une version. Enfant mort.

2 fois à des applications de forceps : 1 fois au détroit supérieur; 1 fois dans l'excavation.

Les mères ont eu des suites de couches physiologiques, et quand elles ont été perdues de vue, leur état était très satisfaisant.

Mortalité des mères 0

Sur 7 enfants, 3 sont morts :

2 mort-nés : 1 procidence du cordon, version (Obs. II); 1 présentation du siège (Obs. III).

1 mort d'athrepsie quelques mois après (Obs. IV).

Les 4 autres n'ont pas été suivis au delà du 12e ou 15e jour. J'ignore par conséquent ce qu'ils sont devenus.

Leur poids oscillait entre 1900 et 2900 grammes.

Observation	I.............	2020 grammes
—	II............	2000 —
—	III...........	1910 —
—	IV...........	N'a pas été pesé, entre 1800 et 2000
—	V............	2300 grammes
—	VI...........	2910 —
—	VII..........	2300 —

Il est à remarquer que sur ces 7 enfants, les 3 morts sont ceux dont le poids était le plus faible, 2000 grammes et 1910 et entre 1800 et 2000 ; ce qui vient une fois de plus nous prouver que c'est la faiblesse congénitale causée par des accouchements provoqués trop prématurément qui assombrit le pronostic de cette opération. Je crois d'ailleurs avoir démontré (Chap. I) qu'il était impossible dans beaucoup de cas d'éviter ces naissances trop précoces.

Mortalité maternelle............ 0
Mortalité fœtale, 3/7. Soit 42,85 0/0

2e Série. — Accouchements spontanés à terme.

Voici maintenant les observations d'accouchements à terme qui se sont terminés sans aucune intervention :

OBS. VIII. — *Bassin canaliculé 8 c. 1/2. Accouchement spontané à terme. Enfant vivant, pesant 3460 grammes.*

10 août 1895. Gabrielle A..., vingt-quatre ans, quintipare.

Sur quatre accouchements à terme avec des enfants vivants, elle n'en a conservé qu'un seul. Les trois autres sont morts peu de temps après leur naissance.

Cinquième grossesse, normale. Bassin canaliculé très rétréci. Diamètre promonto-pubien minimum 8 cent. 1/2.

Accouchement spontané. Contractions utérines très énergiques. Durée du travail, 8 heures.

Enfant vivant, 3460 grammes.

D. O.-F. = 11 c.
Bi-P. = 9
Bi-T. = 8.5

La tête est extrêmement déformée, tout le côté gauche est aplati ; la bosse pariétale gauche ne fait plus de saillie ; de plus, on trouve à droite, un peu en arrière de l'oreille, une dépression correspondant à la symphyse pubienne.

OBS. IX. — *Bassin canaliculé de 8 c. 1/2. Accouchement spontané. Enfant vivant pesant 3750 grammes.*

26 novembre 1894. Louise L..., vingt ans, secondipare.

Première grossesse. Accouchement spontané à terme. Enfant mort le lendemain de la naissance.

Deuxième grossesse. Bassin rachitique canaliculé. Diamètre promonto-pubien minimum 8 cent. 1/2.

Après avoir constaté cette viciation pelvienne et le volume de l'enfant qui paraît être un peu au-dessus de la moyenne, je suppose que l'accouchement ne pourra se faire spontanément et, au début du travail, je prépare tout pour la symphyséotomie.

Après 12 heures de travail, cette femme mettait au monde sans intervention aucune un enfant de 3750 grammes qui a vécu et qui, lorsque je l'ai vu pour la dernière fois, quinze jours après sa naissance, était en parfait état. Pas de lésions du crâne.

Obs. X. — *Accouchement spontané à 8 mois 1/2 dans un bassin de 8 c. 1/2. Enfant vivant, 2230 grammes.*

Jeanne C..., primipare, vingt-huit ans.

Bassin vicié dans tous ses diamètres. Diamètre promonto-pubien minimum 8 cent. 1/2. A 8 mois 1/2, accouchement spontané. Enfant vivant, pesant 2230 grammes.

D. Bi-P. = 8.5
Bi-T. = 7.5

Obs. XI. — *Bassin généralement rétréci. Diamètre promonto-pubien, 8 c. 1/2. Accouchement spontané. Enfant vivant, 2240 grammes.*

20 décembre 1894. Anna S..., vingt-deux ans, primipare. Bassin justo-minor. Diamètre promonto-pubien 8 cent. 1/2. Durée du travail, 10 heures.

Accouchement spontané à terme. Enfant petit, pesant 2240 grammes.

D. O.-F. = 9.5
Bi-P. = 9
Bi-T. = 7.8

Obs. XII. — *Bassin rachitique de 9 cent. Accouchement spontané à terme. Enfant vivant, pesant 310) grammes.*

2 juillet 1892. Armande C..., vingt et un ans, secondipare.

Premier accouchement : spontané à 8 mois. Enfant vivant, qui meurt quatre jours après sa naissance.

Deuxième accouchement : normal.

Grossesse à terme.

Bassin rétréci. Diamètre promonto-pubien minimum, 9 centimètres.

Enfant vivant, pesant 3100 grammes.

D. O.-F. = 12
Bi-T. = 9
Bi-P. = 8.5

Obs. XIII. — *Bassin rétréci 9 cent. Accouchement spontané. Enfant vivant, 24;0 grammes.*

16 février 1892. Louise P..., vingt-huit ans, quarti, are.

Premier accouchement à terme, enfant vivant, meurt dans la suite d'une méningite.

Deuxième accouchement : normal ; à terme. Enfant mort à quinze mois.

Troisième grossesse. Accouchement normal, enfant vivant.

Bassin rachitique. Diamètre promonto-pubien minimum de 9 cent.

Quatrième accouchement : spontané ; à terme, enfant vivant, pesant 2400 grammes.

D. O.-F. = 11.5
Bi-P. = 8.5
Bi-T. = 7.5

OBS. XIV. *Bassin généralement rétréci de 9 cent. Accouchement spontané à terme. Enfant vivant, pesant 2440 grammes.*

Jeanne B..., seize ans, primipare.

Aspect infantile ; taille 1 m. 48.

Bassin généralement rétréci.

D. Promonto-pubien = 9
Bis-épineux..... = 20
Bi-Troch....... = 24

Dernières règles, le 25 février 1894.

Accouche spontanément le 6 décembre, c'est-à-dire à terme, d'un enfant vivant, 2440 grammes.

D. Bi-P. = 8.5
B.-T. = 8.5

OBS. XV. — *Bassin cypho-rachitique. Accouchement spontané à terme. Enfant vivant 2620.*

Catherine B..., trente-sept ans, primipare, a marché à dix-sept mois.

La cyphose apparaît de sept à huit ans et s'augmente dans des proportions marquées.

Cypho-scoliose sacro-lombaire droite. Déformations rachitiques des membres inférieurs.

Diamètre promonto-pubien minimum 9 c. Le diamètre bi-ischiatique, rétréci, n'a pas été mesuré exactement. Accouchement spontané à terme, le 26 avril 1894 (O. I. D. P.), après un travail de 7 heures.

Enfant vivant, 2620 grammes.

OBS. XVI. — *Bassin rachitique de 9 cent. Accouchement spontané à terme. Enfant vivant pesant 3000 grammes.*

17 octobre 1893. Marguerite G..., vingt-cinq ans, primipare. Grossesse à terme. Après 18 heures de travail, accouchement spontané. Bassin rachitique. Diamètre promonto-sous-pubien minimum = 9 cent. Sommet O. I. G. T. Enfant vivant, 3000 grammes.

D. B.-P = 9 c.
B.-T = 8.2

Obs. XVII. — *Bassin rachitique de 9 cent 1/4. Accouchement spontané. Enfant pesant 2680 grammes.*

21 janvier 1895. Anna G..., trente ans, a eu deux grossesses précédentes, les deux enfants sont morts peu de temps après leur naissance ; ils ont succombé à une méningite. Bassin de 9 cent. 1/4. Durée du travail, 3 heures. Enfant vivant, pesant 2680 grammes.

Obs. XVIII. — *Bassin de 9 cent. généralement rétréci. Accouchement à terme. Enfant vivant pesant 3040 grammes.*

7 décembre 1895. Jeanne B..., vingt-huit ans, secondipare, a bien accouché à terme de son premier enfant. Dernières règles, 4 février.

Incurvation légère des tibias, scoliose peu marquée à droite. Bassin rétréci dans tous ses diamètres.

Diamètre promonto-pubien 9 cent. Accouchement spontané au bout de 8 heures. Enfant vivant 3040 grammes.

D. O.-F. = 10.5
B.-P. = 9 c.
B.-T. = 8 c.

Obs. XIX. — *Bassin rachitique de 9 cent. Accouchement spontané à terme. Enfant vivant 3660 grammes.*

23 novembre 1894. Camille L..., vingt-cinq ans, primipare. Grossesse normale. Accouchement spontané à terme. Bassin petit. Diamètre promonto-pubien minimum 9 cent. 1/2. Enfant vivant, pesant 3660 grammes.

D. O.-F = 12.5
B.-P = 9 c.
B.-T = 8 c.

Obs. XX. — *Bassin rétréci 9 cent. 1/2. Accouchement à terme. Enfoncement du pariétal gauche. Enfant vivant 3365 grammes.*

7 septembre 1893. Marguerite J..., vingt-deux ans, secondipare.

Premier accouchement normal à terme. Enfant vivant.

Deuxième accouchement normal, à terme, spontané. Sommet O. I. D. T. Enfant vivant présentant sur le pariétal gauche un enfoncement assez marqué.

Bassin rétréci (9 cent. 5). Poids de l'enfant 3365 grammes.

D. B.-P. = 9 1/2
B.-T. = 8

Obs. XXI. — *Bassin rachitique de 9 cent. 1/2. Accouchement spontané. Enfant vivant pesant 3075 grammes*

Jeanne R..., trente-deux ans, 5pare.

Quatre premiers accouchements normaux à terme. Diamètre promonto-pubien 9 cent. 5.

6 juillet 1893. Poids de l'enfant, 3075 grammes. Sommet O. I. G. A.

D. B.-B = 9.5
B.-T = 8.5
O.-F = 12

Obs. XXII. — *Bassin rachitique de 9 cent. 1/2. Accouchement spontané d'un enfant de 3770 grammes.*

Anna C..., 6pare

Quatre accouchements à terme, tous avec des enfants vivants. Un avortement de quatre mois.

Sixième grossesse. Dernières règles, 15 février 1895.

Promontoire accessible. Diamètre promonto-pubien minimum, 9 cent. 5.

Hydramnios.

Accouche spontanément le 22 novembre 1895, à terme par conséquent, d'un enfant vivant pesant 3770 grammes.

Obs. XXIII. — *Bassin rachitique de 9 cent. 1/2. Accouchement spontané à terme. Enfant vivant 3270 grammes.*

20 août 1895. Lucie L..., secondipare, vingt-huit ans.

Première grossesse en 1892.

Deuxième accouchement, la tête ne s'engageant pas, on prépare tout pour la symphyséotomie. Les contractions, très énergiques, font brusquement engager la tête et l'accouchement spontané se fait rapidement. Enfant vivant pesant 3270 grammes. A terme.

Diamètre utile = 9 c. 1/2.

Durée du travail : 36 heures.

D. O.-F. = 13 c.
B.-P. = 9 c.
B.-T. = 8 c.

Obs. XXIV. — *Bassin rachitique de 9 c. 1/2. Accouchement spontané à terme. Enfant vivant pesant 2770 grammes.*

5 novembre. Marie L..., trente-deux ans, secondipare.

Première grossesse en 1886. Accouchement normal. Enfant vivant.

Dernières règles, février 1895. Diamètre promonto-pubien minimum 9 c. 1/2. Accouchement spontané à terme. Enfant vivant pesant 2770 grammes.

Durée du travail : 8 heures.

D. O.-F. = 12 c.
B.-P. = 8 c. 1/2.
B.-T. = 7 c. 1/2.

Obs. XXV. — *Bassin-rachitique de 9 c. 1/2. Présentation du siège. Enfant vivant pesant 2620 grammes.*

1er juin 1895. Jeanne G..., vingt-quatre ans, primipare. Bassin rachitique de 9 c. 1/2 dans le diamètre utile.

Durée du travail : 12 heures.

Enfant vivant pesant 2620 grammes.

D. O.-F. = 10 c.
B.-P. = 9 c. 1/2.
B.-T. = 8 c. 1/2.

De ces 18 rétrécissements :

4 mesuraient 8 c. 1/2 dans leur diamètre promonto-pubien minimum.
7 — 9 c. — — — —
6 — 9 c. 1/2 — — — —

Les formes de rétrécissements étaient les suivantes :

Dans les bassins de 8 c. 1/2 :

2 bassins canaliculés (Observ. VIII et IX[1]).
1 justo minor (Observation XI).
1 rachitique (Observation X).

Dans les bassins de 9 centimètres :

4 rachitiques (Obs. XII, XIII, XVI, XVII).
2 justo-minor (Obs. XIV et XVIII).
1 cypho-rachitique (Obs. XV).

Dans les bassins de 9 c. 1/2 :

7 rachitiques (Obs. XIX, XX, XXI, XXII, XXIII, XXIV, XXV).

On a observé :

17 présentations du sommet.
1 présentation du siège.

Le poids des enfants est le suivant :

3460	2400	3040	3770
3750	2440	3660	3270
2230	2620	3365	2270
2240	3000	3075	2620
3100	2680		

Soit une moyenne de 2970 grammes.

Mais il ne faudrait pas conclure de ce chiffre que seulement des enfants petits ont pu passer dans des bassins rétrécis, puisque 6 fois le poids était au-dessus de la normale.

La durée du travail, à part un cas (Obs. XXIII) où elle

(1) Le poids des enfants de ces deux observations est 3460 grammes et 3750 grammes. (*A retenir.*)

s'est prolongée 36 heures, a été parfois remarquablement courte, puisque dans les observations où elle a été citée elle varie de 3 heures (Obs. XVII) à 12 heures (Obs. XXV) et que l'on a noté :

1 fois........................ 3 heures.
1 fois........................ 7 heures.
3 fois........................ 8 heures.
1 fois........................ 10 heures.
2 fois........................ 12 heures.
1 fois........................ 18 heures.

Chez trois enfants on a noté des déformations du crâne.

A) Obs. VIII. — Bassin canaliculé de 8 c. 1/2. Dépression en cuillère causée par une saillie de la symphyse pubienne, en arrière de l'oreille gauche, et aplatissement de la bosse pariétale du même côté. Enfant 3460 grammes.

B) Obs. XX. — Bassin rachitique de 8 c. 1/2. Enfoncement du pariétal postérieur. Enfant 3365 grammes.

C) Obs. XX. — Bassin de 9 c. 1/2. Enfant de 3395 gr.; enfoncement du pariétal gauche.

Malgré ces déformations, ces trois enfants, comme les 15 autres et comme les 18 mères, étaient en bon état dix et quinze jours après l'accouchement.

Mortalité maternelle.................. 0
Mortalité fœtale..................... .. 0

3e série. — Accouchements artificiels à terme.

Obs. XXVI. — *Bassin de 8 c. 1/2. Procidence du cordon. Application de forceps au D. S. Basiotripsie. Poids de l'enfant sans matière cérébrale, 3000 grammes.*

5 avril 1894. Gabrielle G..., vingt ans, primipare. A marché à trois ans et demi. Premières règles, dix-huit ans.

Dernières règles, 24 juin 1893. Grossesse à terme.

Durée du travail : 24 heures.

Application de forceps en O. I. D. T. Tractions énergiques n'amenant aucun résultat. Tétanisation de l'utérus. Je la vois à ce moment :

Col revient sur lui-même après toutes ces manœuvres, et, dans le vagin, on trouve un gros paquet de cordon ombilical animé de battements très faibles.

Bassin très rétréci, diamètre promonto-pubien minimum 8 c. 1/2.

Tête appliquée fortement sur le promontoire en O. I. D. T.

Température, 37°. Pouls, 88.

Le cordon cesse de battre pendant les soins antiseptiques.

Chloroforme. Basiotripsie.

D. Bi.-Acrom. = 11 c.
Bi.-Troch. = 9.5
Sacro.-Pub. = 5 c.

Obs. XXVII. — *Bassin rétréci de 8 c. 1/2. Application de forceps dans l'excavation. Enfant vivant, 3420 grammes.*

19 octobre 1895. Louise V..., dix-sept ans, primipare. Bassin de 8 c. 1/2 dans le diamètre promonto-pubien. Tête s'engage difficilement en O. I. G. T., descend lentement. Application de forceps oblique. Enfant vivant pesant 3420 grammes.

D. O.-F. = 12 c.
B.-P. = 9 c. 1/2.
B.-T. = 8 c.

Obs. XXVIII. — *Bassin rachitique de 8 c. 1/2. Enfant vivant pesant 4110 grammes. Application de forceps antéro-postérieure.*

3 juin 1892. T. X..., vingt-huit ans, 11pare.

Premier accouchement normal, enfant vivant

Neuf accouchements terminés par des applications de forceps à terme. Deux enfants vivants qui présentent des altérations rachitiques.

Onzième accouchement à terme.

Sommet en D T. 7 heures de travail.

Application de forceps antéro-postérieure au détroit supérieur.

Pendant l'articulation des branches, la rotation se fait.

Diamètre promonto-pubien de 8 c. 1/2.

Enfant vivant, 4110 grammes.

D. B.-P. = 9 c. 3
B.-T. = 8 c. 4

Obs. XXIX. — *Bassin de 8 c. 1/2. Application de forceps en O. I. D. T. Enfant mort, 3400 grammes.*

16 mai 1895. Marie M..., trente-trois ans, primipare. Bassin rétréci dans tous ses diamètres. Diamètre promonto-pubien minimum 8 c. 1/2. Durée du travail : 20 heures.

Application de forceps en O. I. D. T. au D. S. Enfant mort pesant 3400 grammes. A l'autopsie, on trouve une suffusion méningée sans localisation.

Obs. XXX. — *Bassin rachitique. Diamètre promonto-pubien minimum 8 c. 5. Basiotripsie à terme. Poids de l'enfant, 3130 grammes.*

14 octobre 1893. Rosa L..., vingt ans, 3pare.

Premier accouchement, enfant mort.

Deuxième accouchement en 1891, à terme, travail long, enfant petit, vivant.

Troisième accouchement, longueur excessive du travail, tétanisation de l'utérus, enfant mort.

Basiotripsie sans tenter une seule application de forceps.

Bassin rachitique très rétréci. Diamètre promonto sous-pubien, 8 c. 5 Poids de l'enfant sans matière cérébrale, 3130 grammes.

Obs. XXXI. — *Bassin de 8 c. 1/2. Présentation de l'épaule. Procidence du cordon. Version par manœuvres internes. Enfant vivant, 2920 grammes.*

9 mars 1895. Mathilde L..., vingt et un ans, secondipare.

Première grossesse en août 1893.

Femme de petite taille. Bassin rétréci. Présentation de l'épaule. Version par manœuvres internes.

Durée du travail : 8 heures.

Enfant en état de mort apparente, ranimé et pesant 2920 grammes.

D. O.-F. = 10 c.
B.-P. = 9 c.
B.-T. = 7 c. 5.

Obs. XXXII. — *Bassin de 9 cent. généralement rétréci. Accouchement à terme. Application de forceps dans l'excavation. Enfant vivant pesant 3460 grammes.*

24 novembre 1894. Marie D..., vingt-trois ans, primipare, à terme. Albuminurie de la grossesse. Durée du travail : 16 heures. Bassin généralement rétréci. Diamètre promonto-pubien minimum 9 cent. Application de forceps dans l'excavation. Enfant vivant 3460 grammes.

D. O. F. = 11 c. 3/4
Bi-P. = 9 c. 1/2
Bi-T. = 8 c.

Obs. XXXIII. — *Bassin rachitique de 9 cent. Forceps dans l'excavation. Enfant vivant pesant 3640 grammes.*

Madeleine M..., quarante et un ans, a eu déjà deux grossesses terminées à terme par des accouchements spontanés.

Diamètre promonto-pubien minimum 9 cent. Troisième grossesse à terme.

16 novembre 1893, à minuit, contractions commencent et le lendemain 17 novembre à 9 heures, dilatation complète La tête est encore au-dessus du D. S., elle s'engage lentement et vers 11 heures 1/2 est descendue complètement dans l'excavation.

Inertie. Forceps O. I. D. A.

Enfant vivant pesant 3640 grammes.

D. Bi-P = 9 c. 1/4
Bi-T = 8 c. 3/4

Obs. XXXIV. — *Bassin rachitique de 9 cent. Application de forceps dans l'excavation. Enfant vivant 2750 grammes.*

Adeline P..., trente-trois ans, tertipare.

Première grossesse. Accouchement spontané à terme, enfant petit, vivant.

Deuxième grossesse. Avortement à trois mois.

Troisième grossesse. Le travail débute à terme ou près du terme de la grossesse le 18 novembre 1893. Dernières règles, 15 février 1893. Tête au-dessus du détroit supérieur; sept ou huit heures après le début, dilatation complète. Rupture artificielle des membranes. En deux contractions la tête franchit le détroit supérieur. Devant l'état de souffrance de l'enfant (apparition du méconium et affaiblissement des bruits du cœur), forceps oblique en O. I. D. P. La rotation se fait spontanément pendant l'articulation. Dégagement en O. P. Enfant vivant pesant 2750 grammes.

Obs. XXXV. — *Bassin de 9 cent. Forceps au D. S. Enfant vivant 4110 grammes.*

26 octobre 1892. Marie G..., vingt-cinq ans, secondipare, à terme.

Premier accouchement à huit mois sans cause connue, enfant vivant qui succombe six jours après sa naissance.

Deuxième accouchement à terme. Application de forceps pénible en O. I. G. T. Enfant en état de mort apparente, mais promptement ranimé. Poids 4110 grammes.

D. O. F. = 12 c. 8
Bi-P. = 9 c. 8
Bi-T. = 8 c. 6

Obs. XXXVI. — *Bassin rachitique de 9 cent. Basiotripsie.*

4 octobre 1894. Marie G..., trente-sept ans, 3pare.

Quand j'examine cette femme qui avait été vue par plusieurs médecins avant moi : enfant mort, cordon dans le vagin, sans battements.

Bassin rachitique de 9 cent. Basiotripsie. Extraction très difficile, surtout pour le dégagement des épaules.

Poids de l'enfant, sans matière cérébrale, 3155 grammes.

Obs. XXXVII. — *Bassin de 9 cent. 1/2. Présentation de l'épaule en A. I. G. Hydramnios. Procidence du cordon. Version. Enfant mort 4450 grammes.*

5 novembre 1895. Denise D..., quarante-deux ans, 4pare.

Première grossesse. Présentation du siège.

Deuxième grossesse. Présentation de l'épaule.

Troisième grossesse. Présentation du sommet terminée par une application de forceps. Un seul enfant vivant.

Quatrième grossesse. Ventre très volumineux, œdème malléolaire et sus-pubien. Diamètre promonto-pubien minimum 9 cent. 5.

Pendant le travail, A. I. G. de l'épaule. A la dilatation complète, la poche des eaux est rupturée artificiellement et malgré la main qui fait tampon un flot jaillit à un mètre.

Aussitôt après, je trouve la tête au détroit supérieur et au-dessous du cordon très comprimée.

Version immédiate. Extraction du tronc et des épaules sans difficulté.

Tête retenue au D. S. Manœuvre de Champetier de Ribes sans résultat. Forceps au détroit supérieur sur tête dernière. Enfant mort pesant 4450 grammes. Crâne très ossifié. Fracture linéaire à la partie postéro-inférieure du frontal droit (en rapport avec le promontoire). A la partie moyenne de l'occipital, deux fractures symétriques.

Obs. XXXVIII. — *Bassin rétréci de 9 cent. 5. Accouchement à terme. Application de forceps. Enfant vivant pesant 3850 grammes.*

Marie L..., secondipare.

Pas de stigmates rachitiques. Bassin rétréci dans tous ses diamètres. Diamètre promonto-pubien 9 cent. 1/2.

Première grossesse à terme. Application de forceps Enfant vivant.

Deuxième grossesse. Dernières règles, le 8 mai 1894. Accouche à terme le 20 février. Application de forceps dans l'excavation. Enfant vivant pesant 3850 grammes.

Obs. XXXIX. — *Bassin de 9 cent. 1/2. Application de forceps dans l'excavation. Enfant vivant pesant 2750 grammes.*

16 mai 1895. Lœtitia, vingt-huit ans, primipare.

Bassin vicié. Diamètre promonto-pubien minimum 9 cent. 1/2. A terme. Travail très long, 30 heures. Application de forceps dans l'excavation. Enfant vivant et pesant 2750 grammes.

Obs. XL. — *Bassin de 9 cent. 1/2. Accouchement à terme. Forceps dans l'excavation. Enfant vivant 3115 grammes.*

17 juin 1893. Thérèse L..., dix-huit ans, primipare.

Bassin rétréci. Diamètre promonto-pubien minimum 9 cent. 5. Durée du travail : 12 heures. Sommet O. I. G. A.

Application de forceps dans l'excavation. Enfant vivant. Poids 3115 grammes.

D. O. F. = 12 c.
Bi-P. = 8 c. 5.
Bi-T. = 7 c.

Obs. XLI. — *Bassin rachitique de 9 cent. 1/2. Forceps dans l'excavation. Enfant vivant 2800 grammes.*

Catherine S..., vingt-trois ans, primipare.

Diamètre promonto-pubien minimum 9 cent. 1/2.

19 novembre 1893. La tête ne s'engage qu'après la dilatation complète. Mais l'inertie par surmenage survient. Forceps dans l'excavation en O. I. D. P. Enfant vivant pesant 2800 grammes.

Obs. XLII. — *Bassin rachitique de 9 c. 1/2. Application de forceps dans l'excavation. Enfant vivant pesant 3300 gr.*

28 mai 1892. Marie B..., quarante ans, 4pare.

Première grossesse normale.

Deuxième grossesse normale.

Troisième grossesse normale.

Bassin asymétrique. Diamètre promonto-pubien 9 c. 1/2. Sacrum plat. Application de forceps dans l'excavation, le 28 mai 1892, enfant vivant et pesant 3300 grammes. Durée du travail : 48 heures.

D. B.-P = 9 c. 5
B.-T. = 8 c. 5

Obs. XLIII. — *Bassin de 9 c. 1/2. Application de forceps au détroit supérieur. Enfant vivant pesant 3200 grammes.*

22 mai 1890. J. M..., vingt-neuf ans, 3pare.

Premier accouchement à terme, enfant petit, vivant.

Deuxième accouchement à terme, enfant petit. Durée du travail : 30 heures.

Troisième accouchement à terme. Forceps au D. S. Enfant vivant 3200 grammes.

D. B.-T. = 10 c.
B.-T. = 8 c.

Obs. XLIV. — *Bassin de 9 c. 1/2. Hydramnios. Forceps au D. S. Enfant vivant de 4300 grammes.*

Marie C..., vingt-cinq ans, 4pare.

Premier enfant mort-né.

Deuxième enfant vivant.

Troisième enfant, mort ; application de forceps.

Quatrième grossesse. Bassin de 9 c. 1/2. Hydramnios. Le travail débute le 20 janvier 1891, à terme. Après 48 heures, application de forceps au D. S. Enfant vivant pesant 4300 grammes.

D. B.-P. = 10 c.
B.-T. = 9 c.

Enfant en bon état ; petite plaie contuse de la tête, causée par une branche du forceps et qui suppure quelques jours. A la fin des suites de couches, l'enfant est en bon état.

Obs. XLV. — *Bassin généralement rétréci de 9 c. 1/2. Application de forceps au D. S. Enfant vivant pesant 3070 grammes.*

14 juin 1892. Marie L..., dix-neuf ans, primipare.

Pas de stigmates de rachitisme. Bassin régulièrement rétréci.

Diamètre promonto-pubien minimum 9 c. 1/2. Durée du travail : 20 heures. Application de forceps au D. S. Enfant vivant pesant 3070 grammes.

D. B.-P. = 9 c.
B.-T. = 7 c. 1/2.

Dans cette série de 20 accouchements, on trouve :

Dans les bassins de 8 c. 1/2.

6 accouchements terminés par :

Forceps......... 3 Enfants vivants.. 2
Version......... 1 Enfant vivant.... 1
Basiotripsie...... 2

Total : 3 enfants vivants sur 6.

Dans les bassins de 9 cent.

5 accouchements terminés par :

Forceps......... 4 Enfants vivants.. 4
Basiotripsie...... 1

Total : 4 enfants vivants sur 5.

Dans les bassins de 9 c. 1/2.

9 accouchements terminés par :

Forceps......... 8 Enfants vivants.. 8
Version......... 1 Enfant mort..... 1

Total : 8 enfants vivants sur 9.

Sur 20 accouchements, 20 mères sauvées, 15 enfants vivants.

Mortalité maternelle.............. 0
Mortalité fœtale.................. 25 0/0

A la lecture des observations on voit que les 3 basiotripsies (n°s XXVI, XXX, XXXVI) ont été faites sur des enfants déjà morts et pour des femmes qui avaient subi des examens et des opérations multiples avant d'être transportées à la Clinique ou avant que je fusse appelé près d'elle. Je ne saurais par conséquent, en toute sincérité, supporter la responsabilité de ces 3 décès. Mais, tenant à publier une statistique intégrale, *non expurgée*, je les maintiens quand même au pourcentage total.

Les opérations ont été, en dehors de ces trois basiotripsies :

Versions........................... 2
Forceps............................ 15

De ces 2 versions, l'une (Obs. XXI) a été nécessitée par une présentation de l'épaule. Enfant vivant pesant 2920 grammes.

L'autre (Obs. XXXVII) a été faite dans l'espoir peu assuré de faire vivre un enfant paraissant très volumineux et qui l'était réellement (4450 grammes) malgré une procidence du cordon. La tête, très grosse, ne franchit que difficilement et par une application de forceps le détroit supérieur. Enfant mort.

Si la procidence du cordon ne s'était pas produite, je crois que c'eût été là une indication très précise de la symphyséotomie ; mais devant cet incident qui aggravait singulièrement le pronostic de l'enfant, il me parut plus sage de tenter simplement la version, opération exempte de tout danger pour la mère (voir Chap. IV).

Sur les 15 applications de forceps :

6 furent faites au détroit supérieur.
9 furent faites dans l'excavation.

Sur les 15 enfants ainsi mis au monde, un seul mourut (Obs. XXIX); l'autopsie ne révéla pas de fracture du crâne, mais seulement une suffusion méningée sans localisation :

Par conséquent sur 5 enfants morts :

3 étaient morts au moment où j'ai examiné les mères (basiotripsie).
1 est mort à la suite d'une version (fractures du crâne, disproportion entre le volume de la tête et le diamètre du bassin ; la version, contre-indiquée, n'a été faite qu'à cause de la procidence du cordon).
1 est mort à la suite d'une application de forceps au détroit supérieur.

Poids des enfants :

3000 Basiotripsie	2920	3155 Basiotripsie	2800
3420	3460	4450	3300
4110	3640	3850	3200
3400	2750	2750	4300
3130 Basiotripsie	4110	3115	3070

Le poids moyen est 3415 grammes.

Je ferai remarquer qu'il est sensiblement supérieur à la moyenne, et surtout de beaucoup supérieur à celle obtenue dans la 2e série des accouchements spontanés.

Cette différence de poids et par conséquent de volume ne suffirait-elle pas à expliquer comment l'accouchement a pu se faire spontanément (2e série) et a nécessité une intervention (3e série) dans des bassins cependant de même diamètre?

Si maintenant je totalise les chiffres obtenus dans les deux dernières séries (accouchements à terme spontanés et accouchements à terme artificiels), je trouve : sur 38 accouchements à terme :

Mères mortes.................. 0
Enfants morts ......5 Soit..... 13,17 0/0

Comparant ce résultat avec celui obtenu dans la première série (accouchements provoqués) où la mortalité fœtale était de 42,85 0/0, je ne puis faire autrement que de préférer dans les bassins de 8 c. 1/2 à 9 c. 1/2 l'accouchement à terme à l'accouchement prématuré provoqué.

Que si l'on m'objecte que ma statistique d'accouchements provoqués ne porte pas sur un assez grand nombre de cas, je me déclare prêt à accepter le chiffre moyen pris sur 878 accouchements, chiffre que j'ai calculé plus haut et qui donne une mortalité de 37,36 0/0, c'est à dire 2 fois 1/2 plus qu'en attendant le terme de la grossesse.

On pourra sans doute m'opposer que cette comparaison ne plaide nullement en faveur de la symphyséotomie, mais plutôt en faveur de l'accouchement à terme; à première vue, cela paraît vrai; mais si l'on se rappelle que les symphyséotomies ne sont faites que quand l'engagement spontané de la tête fœtale ne peut avoir lieu, tandis qu'on provoque l'accouchement prématuré sans savoir ce qu'il adviendra de l'accouchement à terme, on verra qu'en interrompant la grossesse avant la fin, on risque de mettre au monde, 15 jours, 1 mois, 1 mois 1/2 avant le terme, des enfants qui, à 9 mois, auraient été expulsés spontanément.

Sur les 38 cas que je viens de citer (séries 2 et 3) *6 fois seulement* (1) la symphyséotomie eût été tentée, tandis que *38 fois* l'accouchement prématuré eût été provoqué.

Huit jours avant de remettre ce mémoire entre les mains du secrétaire général de la Société, à l'époque fixée par le règlement du Prix Dubreuilh (31 décembre 1895), j'avais fait ma première symphyséotomie. Quoique le résultat en eût été immédiatement fort heureux, je

(1) Les 6 cas d'application de forceps au détroit supérieur.

n'ai pas voulu, une semaine seulement après l'opération, publier dans le cours de ce travail cette observation incomplète. Elle a paru, en détail, dans les *Annales de gynécologie* (1). Je la résume très brièvement ici, ainsi que les trois observations qui figurent dans le même article, et qu'il me semble intéressant de mettre sous les yeux du lecteur, à titre documentaire, et ne serait-ce que pour prouver l'innocuité de la section symphysienne.

Obs. I. — Primipare. Bassin généralement rétréci; symphyséotomie d'emblée. Extraction à l'aide du forceps d'un enfant vivant, pesant 3750 grammes. Guérison de la mère.

Obs. II. — Rachitique, a marché à dix ans; un avortement antérieur. Diamètre promonto-sous-pubien de 9 c. 1/2; faux promontoire; siège irréductible. Accouchement à terme; symphyséotomie; extraction par le siège d'un enfant vivant pesant 3400 grammes. Guérison de la mère.

Obs. III. — Rachitique, a marché à trois ans et demi. Première grossesse terminée par une basiotripsie. Diamètre promonto-sous-pubien de 10 centimètres. Symphyséotomie. Hémorragie veineuse. Forceps. Enfant vivant pesant 3410 grammes. Mère guérie.

Obs. IV. — Cyphotique, taille 1 mètre 24; diamètre bi-ischiatique, 5 c. 1/2. Première grossesse, basiotripsie. Deuxième et troisième grossesse, accouchement prématuré provoqué, 2 enfants morts. Quatrième grossesse, symphyséotomie combinée avec l'accouchement prématuré provoqué à huit mois. Enfant vivant, extrait par la version, pesant 2410 grammes. Mère guérie.

En résumé, sur 4 agrandissements du bassin, j'ai obtenu :

4 enfants vivant ; 4 mères guéries ;

Tous sortis en parfait état de la Clinique.

Deux de ces femmes ont été revues quelques mois après l'opération; elles avaient repris leurs occupations, et leurs enfants s'élevaient très bien.

Je n'ai nullement l'intention de donner à ces 4 faits isolés une valeur décisive ; je me bornerai à mettre en regard le petit tableau suivant, qui permettra de comparer la mortalité fœtale qui résulte de mes statistiques

(1) Août 1896. S'y rapporter pour plus de détails.

de symphyséotomie et d'accouchement prématuré provoqué.

		Mortalité fœtale
4 Symphyséot.	4 enfants vivants	0
7 accouchements prématurés artificiels	4 enfants vivants 3 enfants morts	42,85 0/0

CHAPITRE IV

PARALLÈLE ENTRE L'ACCOUCHEMENT PRÉMATURÉ PROVOQUÉ ET LA SYMPHYSÉOTOMIE

SOMMAIRE : Préférences individuelles. — Dangers courus par la *parturiente* pendant et après les deux opérations. — Avantage apparent en faveur de l'accouchement prématuré. Pourquoi ? — La vie de l'*enfant* est plus sauvegardée par la symphyséotomie. — Comparaison entre la mortalité des enfants nés à la suite de ces deux opérations. Mortalité formidable des prématurés.
Inutilité fréquente de l'accouchement provoqué.
Contre-indications de la symphyséotomie : maladie ou mort du fœtus; état général de la mère.
La présentation du siège irréductible, la primiparité, certaines formes de rétrécissement, l'illégitimité des enfants constituent-elles des contre-indications de la symphyséotomie.
Le consentement de l'opérée doit être formellement demandé.
Conclusions.

Maintenant que le bilan *réel* de l'accouchement prématuré artificiel et de la symphyséotomie a été établi d'une façon équitable, maintenant qu'il est possible de tabler sur des chiffres exacts, je vais essayer de tracer le parallèle entre ces deux opérations qui constituent, à n'en pas douter, le meilleur traitement des rétrécissements pelviens compris entre 8 c. 1/2 et 9 c. 1/2.

Mais, de quelque côté que penchera la balance, je suis persuadé que quelquefois les préférences personnelles influeront sur la manière d'agir de plus d'un accoucheur; chacun choisira selon son humeur et ses aptitudes : les timorés, les prudents, les *médecins*, pratiqueront l'accouchement prématuré; les audacieux, les *chirurgiens*, auront recours à la symphyséotomie.

Mais, ne pouvant me placer à ce point de vue un peu

paradoxal, je dois développer les raisons de mes préférences et les appuyer sur les données cliniques et les résultats des statistiques que j'ai rapportées dans les chapitres précédents.

Dans tout accouchement il y a deux existences à sauvegarder, celle de la mère et celle de l'enfant. L'existence de la mère, en raison du rôle important qu'elle joue dans la famille et dans la société, doit primer en toute circonstance celle de l'enfant qui aura à supporter bien des misères, à échapper à bien des risques, avant d'avoir une vie indépendante et utile.

Mais ne concluez pas que ce nouveau-né puisse être considéré comme quantité négligeable. Si aléatoire, si entourée de périls que soit cette existence, le médecin a le devoir impérieux de la protéger dans la mesure du possible, et la meilleure opération sera celle qui, tout en mettant les jours de la mère à l'abri, donnera à l'enfant le plus de chances de survie.

Etudions donc la symphyséotomie et l'accouchement prématuré, d'abord par rapport aux dangers qu'ils font courir aux mères.

Cette comparaison paraît être de prime abord au désavantage de la symphyséotomie.

Ordinairement, dans l'accouchement provoqué prématuré, tout se passe aussi simplement que dans l'accouchement spontané à terme. L'excitation de l'utérus, la mise en train du travail, l'expulsion de l'enfant ne donnent lieu à aucune complication.

Au contraire, la parturiente, de par la section symphysienne, est exposée à des dangers *pendant l'opération* même : hémorragie, rupture des parties molles ; accidents qui ne sont guère à redouter dans l'accouchement provoqué.

Dans les *suites de couches* les symphyséotomisées devront rester plus longtemps au lit, les jambes attachées, le tronc serré dans un appareil qui immobilisera les articulations du bassin, et pendant quelques jours tout mouvement leur sera interdit ; elles subiront de temps à autre des pansements douloureux ; elles seront exposées enfin à des troubles urinaires (parésie de la vessie, incontinence d'urine) qui nécessiteront parfois un traitement électrique. De plus, les lésions de la vulve, du vagin, des organes urinaires pourront amener des fistules vésico-vaginales qui constituent une véritable infirmité et dont la réparation fort délicate nécessitera peut-être plusieurs interventions avant la guérison complète.

Ce ne sera rien encore si la suppuration ne s'établit pas au niveau de la plaie symphysienne, et si les pubis ne sont pas eux-mêmes envahis par un processus inflammatoire aboutissant à l'élimination de séquestres ou a la formation d'exostoses, qui retarderont indéfiniment la consolidation complète de la symphyse. Je ne dirai rien des accidents infectieux qui peuvent survenir et entraîner parfois une terminaison fatale. Echappée à ces dangers, la malheureuse opérée conservera peut-être une mobilité persistante de ses symphyses pelviennes, et à la suite une gêne considérable dans la marche.

Voilà, certes, un tableau peu flatté de l'avenir qui attend la symphyséotomisée; je conviens de bonne foi que quelques-unes des femmes chez lesquelles la symphyséotomie a été pratiquée ont présenté ces accidents; mais je crois m'être expliqué clairement sur leurs véritables causes : hémorragie, lésions du vagin et de la vessie, consolidation incomplète, suppuration de la symphyse, infection, toutes ces complications viennent-elles de l'opération? Non! Avec la symphyséotomie antiseptique, bien ordonnée, bien conduite, on n'aura rien de pareil à redouter, et les femmes, mises à l'abri des accidents opératoires par les précautions que j'ai décrites plus haut, pourront se lever et faire leurs premiers pas au bout de quinze à vingt jours, et un mois après l'opération, reprendre leurs occupations si fatigantes qu'elles soient; pour s'en convaincre il suffit de relire le passage de Pinard cité plus haut.

Les suites de couches seront peut-être un peu plus longues, et la malade soumise à une immobilisation prolongée; sera-ce un mal? et l'involution utérine ne s'effectuera-t-elle pas ainsi dans de meilleures conditions, préservant les femmes de ces endométrites ou périmétro-salpingites si fréquentes chez les accouchées qui, comme on le voit si souvent dans les services hospitaliers et même en ville, se lèvent et recommencent à travailler six ou huit jours à peine après leur accouchement?

Parlerai-je maintenant des pansements douloureux, des appareils compliqués et coûteux nécessaires pour immobiliser la symphyse sectionnée? Les pansements quand il n'y a pas de suppuration seront très espacés et renouvelés seulement tous les cinq ou six jours; la seule manœuvre qui puisse déterminer quelque douleur est l'enlèvement des points de suture, mais elle ne vaut vraiment pas la peine qu'on s'y arrête.

Les appareils destinés à rapprocher les pubis après la section symphysienne sont en grand nombre : ceinture métallique, gouttière de Bonnet avec pelotes mobiles qui s'appliquent sur les parties latérales des os iliaques, compresseur iliaque de M. Guéniot composé de deux plaques prenant leur point d'appui sur les ailes iliaques, appareil de M. Tarnier, dans lequel le rapprochement des pubis est obtenu par le poids du corps agissant sur une ceinture mobile. Tous ces appareils assurent la consolidation pubienne, mais ils ne sont pas absolument nécessaires; et, plus simplement la ceinture plâtrée ordinaire, le vulgaire bandage de corps ou une ceinture de gymnastique convenablement serrée, maintiendront en contact les surfaces articulaires; l'important, d'ailleurs, est plutôt d'empêcher la malade de remuer et d'écarter les jambes, ce que l'on ne peut obtenir, malgré les appareils les plus compliqués, qu'avec une malade docile et obéissante.

Il est donc démontré que la symphyséotomie n'est point si coupable qu'on veut bien le dire, et que la mortalité subséquente dépend beaucoup plus de l'opérateur que de l'opération.

Mais ce raisonnement, me dira-t-on, n'empêchera pas que, dans la statistique de Morisani, on relève 28 décès sur 241 cas soit une mortalité brute de 12 0/0; qu'à l'aide d'éliminations successives, vous arriviez à un pourcentage inférieur, il n'en reste pas moins vrai (rien ne vaut l'éloquence des chiffres!) que sur 100 femmes 12 sont mortes à la suite de la symphyséotomie.

Voyez à côté la statistique de Tarnier : 116 accouchements prématurés sans un seul décès maternel !

Après avoir comparé ces deux chiffres, oserez-vous déclarer que la symphyséotomie n'est pas plus dangereuse que l'accouchement prématuré?

A ces objections, je crois avoir répondu déjà, en montrant que la symphyséotomie aseptique donne une mortalité sensiblement plus faible, et que véritablement ce serait faire œuvre de partialité flagrante que de compter parmi les victimes de la symphyséotomie les femmes qui sont mortes de septicémie contractée avant l'opération symphysienne, comme dans les cas de Martins, Beugnies, Lusk, Olivieri, Schwartz, etc., etc.; ou qui ont succombé à une pneumonie (Ribemont); à une perforation utérine (Porak); à une embolie pulmonaire (Maygrier et Léopold); à l'éclampsie (Olshausen et Kaschkaroff); ou à une paralysie du cœur (Torngren).

Dans la statistique de Pinard, sera-t-il juste de rendre la symphyséotomie responsable de la mort de cette femme qui a succombé à de l'occlusion intestinale et dont la plaie symphysienne était complètement réduite, comme la nécropsie l'a démontré ? Serait-il équitable de grever le bilan de la symphyséotomie du décès des 3 femmes qui ont succombé à la septicémie contractée avant leur entrée à la Clinique ?

Je suis d'ailleurs le premier à convenir qu'au début, il y a eu des fautes opératoires nombreuses dont l'explication est facile ; tandis que l'accouchement provoqué, employé depuis longtemps, passé dans les mains de tous les praticiens, a subi des modifications si multiples, des perfectionnements si variés, que l'on peut considérer la technique opératoire actuelle comme à peu près parfaite, la symphyséotomie au contraire, plus récente, sinon par l'époque de sa découverte du moins par la date de sa vulgarisation, sort à peine de la période de tâtonnements. Ses débuts ont été marqués par de trop nombreux échecs, qui, si regrettables qu'ils soient, ont eu du moins l'avantage de faire abandonner des pratiques opératoires mauvaises, par exemple l'intégrité du ligament sous-pubien (Léopold), l'écartement insuffisant des pubis, etc., pour adopter d'autres procédés, tels que le rapprochement des pubis pendant l'extraction du fœtus (Varnier), etc., etc., auquels on n'avait pas eu recours dans les premières opérations. La moyenne des symphyséotomies récentes est en effet de beaucoup supérieure à celle des années qui ont suivi la renaissance de la symphyséotomie en France; et le jour est déjà venu où le manuel opératoire de cette nouvelle intervention, réglé, codifié, arrêté dans ses moindres détails, n'a plus rien à envier à celui de l'accouchement prématuré; on pourra maintenant bien plus justement qu'autrefois, comparer les deux méthodes. La symphyséotomie, après des débuts difficiles, est maintenant sortie de ses langes, elle marche déjà d'un pas sûr dans la voie du progrès ; elle a pris sa place par droit de conquête et la gardera parmi les opérations obstétricales les plus utiles et les plus fécondes.

La méthode de provocation systématique de l'accouchement avant terme ne fait-elle pas courir elle aussi quelques dangers à la mère ? Si l'on s'en rapporte à un compte rendu de la clinique de Berne (service du professeur Müller), publié par Beuttner et analysé par M. Labusquière (*Annales de Gynécologie,* mars 1895), on voit que sur 23 accouchements provoqués il y eut *2 femmes mortes :* l'une, de *rupture de l'utérus* survenant à la suite de rupture prématurée des membranes et de présentation de l'épaule ; d'après Beuttner l'épaisseur exceptionnelle de la paroi abdominale qui aurait empêché de mesurer par le palper mensurateur les dimensions réciproques de la tête fœtale, et du bassin, ne serait pas étrangère à ce décès (?) ; l'autre a succombé à la *septicémie* : accouchement très lent, terminé par la version externe et la délivrance artificielle. Et notez que ces faits on eu pour théâtre une maternité importante dirigée par un professeur des plus compétents, qui se déclare satisfait des résultats qu'il obtient puisqu'il décrit son procédé comme " supérieur ".

Voilà donc 2 décès avérés, authentiques, dus à l'accouchement prématuré ; ce ne sont pas les seuls. La lenteur du travail, assez fréquente au cours de l'accouchement provoqué [1], la rupture prématurée des membranes qui est aussi souvent signalée dans les observations, non seulement augmentent dans de grandes proportions la mortalité fœtale, mais encore favorisent singulièrement l'éclosion des phénomènes infectieux.

D'ailleurs si nous revenons aux chiffres qui représentent le pourcentage de mortalité maternelle, nous trouvons d'un côté : 0.95 et de l'autre 1.37 0/0, ce qui serait plutôt à l'avantage de la symphyséotomie.

D'après Zweifel, la symphyséotomie présenterait un

(1) J'ai donné plus haut (chap. I) des exemples caractéristiques d'inertie utérine pendant l'accouchement artificiel.

avantage singulier pour les accouchements ultérieurs ; ayant pratiqué 7 fois des mensurations sur des bassins avant et après la symphyséotomie, il a trouvé qu'après la section symphysienne, il persistait un léger agrandissement du bassin (de 5 à 10 mil.) dans ses diamètres transverses. Pour cet auteur, il faudrait chercher dans cet agrandissement curieux, l'explication de faits signalés depuis longtemps, faits dans lesquels une femme symphyséotomisée aurait accouché spontanément à la grossesse suivante. Des recherches plus nombreuses peuvent seules fixer ce point intéressant.

A ce propos, M. Pinard a signalé récemment le fait suivant : 5 femmes, ayant subi antérieurement la symphyséotomie, sont venues accoucher spontanément à Baudelocque. Peut-on en conclure que l'agrandissement du bassin résulte de la symphyséotomie ?

Si l'accoucheur ne devait prendre en mains que les intérêts de la parturiente, il serait sans doute fort hésitant sur le choix de l'opération à pratiquer dans les rétrécissements pelviens, et très probablement il accorderait ses préférences à l'accouchement prématuré. Mais l'existence de l'enfant, ai-je déjà dit, si frêle et si menacée qu'elle soit, a droit elle aussi à une protection efficace. C'est en se plaçant à ce point de vue que la symphyséotomie prendra sur l'accouchement prématuré une supériorité incontestable. L'accouchement prématuré donne une moyenne de 37 enfants morts sur 100 soit plus du tiers. La statistique de M. Tarnier donne un chiffre un peu inférieur à cette moyenne : 26.7 0/0. Cette statistique est certes brillante, et il serait difficile, je crois, d'en trouver une meilleure. Mais faut-il vraiment la considérer comme une *moyenne* de l'accouchement prématuré ; M. Tarnier a porté au dernier degré de perfectionnement cette méthode, qu'il a pour ainsi dire rendue sienne, de plus ces résultats sont obtenus dans un service où « les malades sont particulièrement choyés, dans une clinique où se trouve un personnel considérable, instruit ». Ces perfectionnements ne sont pas limités aux moyens de provocation de l'accouchement, mais s'étendent aussi et surtout aux soins si délicats, si minutieux, dont doit être entouré le prématuré. La couveuse et le gavage ont pris naissance pour ainsi dire dans le service de M. Tarnier ; le premier, il en a montré les excellents effets ; le premier, il a prouvé que grâce à eux on pouvait élever des enfants nés 2 mois 1/2, 3 mois même avant terme.

Pour toutes ces raisons on doit considérer cette statistique comme exceptionnelle ; mettez en regard les chiffres obtenus par Sabarth et Winckel : l'un, sur 59 cas a eu 29 enfants morts ; l'autre, sur 25, 18 décès, soit 52 et 76 0/0. Rappelez-vous l'aveu de Zweifel, déclarant qu'il n'a eu *qu'une fois* le bonheur de voir survivre un enfant né par l'accouchement prématuré. La date un peu éloignée des statistiques de Winckel et Sabarth (1881), le nombre moins considérable de cas, interdit toute comparaison entre ces chiffres et ceux du professeur Tarnier, mais ils montrent le revers de la médaille et ont au moins la valeur d'un argument sérieux contre les évaluations optimistes auxquelles on arriverait, si l'on admettait comme *exacts et généraux* les résultats *exceptionnels* obtenus à la Clinique de la rue d'Assas.

Et même cette statistique qui représente le nec plus ultra des succès de l'accouchement prématuré indique-t-elle la mortalité fœtale *réelle ?* « Il y a pour eux (les enfants), a dit Farabeuf, une mortalité *rapide* qui est comptée par tous les accoucheurs honnêtes et une mortalité *différée* qui reste presque toujours inconnue, ce dont la méthode bénéficie. »

J'ai déjà montré que l'on relevait dans toutes ces statistiques une lacune impossible à combler : ces enfants, une fois sortis de l'hôpital, 12 ou 15 jours au maximum après leur naissance, ont-ils échappé d'une façon définitive aux dangers qui les menaçaient ? Loin de là, on peut dire au contraire que la période la plus périlleuse commence pour eux. Jusque là, grâce à ces soins dont M. Tarnier a su si bien les entourer [1], grâce à la température uniforme de la couveuse, grâce aux massages, aux bains ou aux frictions alcoolisées, grâce aux inhalations d'oxygène et au gavage, ils ont pu acquérir et conserver une sorte de vie artificielle maintenant bien compromise ! Si encore ils ont la chance d'avoir une

(1) On ne peut pas espérer partout ailleurs des soins aussi éclairés, aussi assidus ; Maygrier a cité le cas d'un enfant prématuré qui est mort dans une couveuse par la faute d'une infirmière (à la Pitié).

bonne nourrice ils pourront échapper à la longue agonie des enfants qui languissent et meurent un peu tous les jours. Quant à ceux à qui fait défaut cette dernière planche de salut, ceux qui sont nourris au biberon, leur sort est fatalement réglé ; ils ne tardent pas à succomber à l'athrepsie, au sclérème et aux affections gastro-intestinales. Qui dressera jamais les tables de mortalité de ces enfants ayant quitté l'hôpital en bonne santé apparente, et qui, tombés dans un milieu misérable, manquent dès lors de tous les soins qui ont jusque là soutenus leur frêle existence ? Cette liste nécrologique n'a jamais été faite et ne le sera jamais. Dans les classes riches leur avenir est moins sombre ; mais pour les enfants du peuple...... *Lasciate ogni speranza.....*

A côté de ce tableau, voyons au contraire quel sera le sort probable d'un enfant né à la suite d'une symphyséotomie. La mortalité est ici de 9 0/0 et non de 37 0/0 ; l'enfant a donc quatre fois plus de chances de vivre : né à terme, n'ayant pas souffert pendant son expulsion, possédant tous ses organes intacts, un crâne et un cerveau indemnes, il sera dans les mêmes conditions qu'un enfant né à la suite d'un accouchement spontané ; et sa vitalité n'étant diminuée par aucune tare, par aucune déchéance, il pourra lutter sans désavantage contre les multiples causes de maladies qui l'environnent.

L'application de forceps qui l'extraira du sein maternel n'aura pour lui aucune conséquence fâcheuse, puisque le canal pelvi-génital le laissera passer sans offense grave.

Dans l'accouchement prématuré, l'enfant n'est pas à l'abri des interventions (sur 7 observations personnelles que j'ai rapportées il y a 3 opérations : 2 forceps, 1 version), interventions qui se font dans de mauvaises conditions, sur des enfants que leur faiblesse met hors d'état de résister au plus insignifiant traumatisme.

Mais la considération qui milite le plus énergiquement en faveur de la symphyséotomie est que l'accouchement prématuré constitue non seulement une opération dangereuse pour l'enfant, mais surtout une opération *inutile*.

Sur les 38 observations d'accouchement dans les bassins rétrécis de 8 cent. 1/2 à 9 cent. 1/2, que je rapporte dans le Chapitre III, 18 fois l'accouchement s'est terminé sans aucune intervention; dans les 20 autres observations, 9 fois des applications de forceps dans l'excavation, sur une tête engagée, ont suffi pour extraire le fœtus et 6 fois seulement l'application de forceps a eu lieu au détroit supérieur.

6 fois seulement la symphyséotomie eût été indiquée.

6 fois sur 38, tandis que l'accouchement a été provoqué bien plus souvent et bien des fois par conséquent sans aucune utilité. C'est ce qu'a très bien dit M. Farabeuf : « On fait à peu près 3 provocations inutiles » sur 4. C'est dire que M. X... fera 400 provocations » pendant que M. Y..., qui laisse aller les 400 femmes » à terme, n'aura que 100 symphyséotomies à faire. » Avec une mortalité fœtale précoce ou différée de 50 0/0 » M. X... perdra 200 enfants. M. Y... sur 100 symphy- » séotomies ne peut en perdre que 100 en les perdant » tous. Raisonnez ainsi pour les mères... »

Dans la thèse de P. Farabeuf j'ai relevé 24 cas de bassin entre 8 cent. 1/2 et 9 cent. 1/2 (recueillis dans le service de Pinard).

Sur ces 24 cas on a attendu systématiquement l'accouchement à terme : 6 fois on a fait la symphyséotomie : 6 enfants vivants, 1 mère morte. Les 18 autres cas ont trait à des accouchements spontanés dans des bassins de 8 cent 1/2 à 9 cent. 1/2 et qui aboutirent au résultat suivant :

Sur 18 accouchements spontanés : 17 enfants vivants, 18 mères vivantes.

Enfin nous relevons dans la dernière statistique de la clinique Baudelocque (1896) les chiffres suivants :

Sur 95 bassins viciés	Accouchements spontanés	68	soit 70 0/0
	» artificiels	27	» 30 0/0

Qui peut affirmer qu'une grossesse interrompue à 7 mois 1/2 ne se serait pas terminée spontanément à terme ? Tous les accoucheurs ont observé des femmes chez lesquelles l'accouchement artificiel avait été provoqué une première fois, et qui, à la deuxième grossesse, ont accouché à terme sans intervention.

Cette méthode donne donc une mortalité *prophylactique* supérieure à la mortalité brute qu'on obtiendrait si l'on laissait les femmes aller à terme :

37 contre 13,17 0/0

La symphyséotomie, au contraire, est une opération définie, qui ne se fait qu'à bon escient, non pas pour prévenir des dangers imaginaires, mais pour lutter contre les difficultés actuelles. C'est la doctrine de l'expectation armée !

Une femme grosse est atteinte d'un rétrécissement de 9 c. par exemple. Instruit par l'expérience, je sais que cette femme peut très bien accoucher à terme spontanément, je me garderai bien par conséquent d'interrompre cette grossesse, je la laisserai arriver à terme, j'attendrai le début du travail, je surveillerai l'engagement de la tête ; ou l'engagement se fera et alors je m'applaudirai de mon abstention, ou la tête restera sur le détroit supérieur et après une attente suffisante je pratiquerai la symphyséotomie, persuadé en agissant ainsi d'avoir pris au mieux les intérêts de la mère et de l'enfant.

Est-ce à dire que dans tous les cas de rétrécissements pelviens, la symphyséotomie s'impose absolument et d'une façon inéluctable ?

Telle n'est point mon opinion. La symphyséotomie ne peut être tentée que si l'on possède toutes les chances d'obtenir un enfant bien portant, et dont la vitalité n'est nullement compromise. Il faut en effet poser en principe que la symphyséotomie n'est plus applicable quand la vie du fœtus est menacée par une cause quelconque, en dehors du rétrécissement, que cette cause tienne à l'état général de la mère atteinte de syphilis, tuberculose, albuminurie intense, troubles gravido-cardiaques, etc., ou à des lésions de l'utérus et du bassin telles que malformations ou tumeurs utérines, grosses tumeurs pelviennes ; à des cas dystociques provenant des annexes du fœtus : hydramnios considérable, procubitus du cordon, insertion basse du placenta, rupture prématurée des membranes.

Dans tous ces cas la symphyséotomie doit être rejetée. Ce serait un mauvais calcul que d'ouvrir une symphyse pour extraire un enfant qui, par suite de la maladie de sa mère, ou des conditions spéciales dans lesquelles se fait l'accouchement, pourra être frappé à mort dans le cours du travail. La femme pourra au contraire bénéficier souvent de l'interruption de la grossesse, et c'est ici que l'accouchement prématuré artificiel trouvera une double indication : d'abord dans le rétrécissement, puis dans l'état général de la gestante. Bien entendu que la symphyséotomie sera encore plus contre-indiquée si *l'enfant est mort* ; je ne partage nullement l'avis de Queirel à ce sujet et, dans ce cas, je crois qu'avant terme il faut donner la préférence à la provocation de l'accouchement, et le terme révolu, à la basiotripsie.

On doit se demander de plus si, devant une présentation du siège irréductible, on doit attendre la fin de la grossesse, et si l'accouchement prématuré ne conviendrait pas mieux. Il est impossible en effet, dans ce cas, d'attendre comme dans la présentation du sommet le moment opportun de l'intervention. La section de la symphyse devra être faite immédiatement ou laissée de côté ; la partie fœtale qui aura le plus de difficulté à passer ne sera pas l'extrémité pelvienne, mais bien l'extrémité céphalique dernière. Or, pratiquer la symphyséotomie pour la tête dernière, n'est-ce point s'exposer à voir, pendant l'opération qui dure au moins quelques minutes, l'enfant succomber à une compression du cordon ou aux efforts inspiratoires que le contact de l'air ne manquera pas de provoquer. Dans ces conditions il serait peut-être plus prudent de provoquer l'accouchement avant terme [1].

La question de la primiparité ou de la multiparité qui a été considérée pendant longtemps comme devant changer le mode d'intervention, ne me paraît pas peser d'un grand poids dans la détermination qui nous occupe. Si il s'agit d'une primipare, dans l'ignorance absolue où l'on se trouve si l'accouchement ne se terminera pas spontanément (cas le plus fréquent, voir la statistique de Pinard, de Farabeuf et la mienne, Chap. III), on devra attendre le terme de la grossesse et n'intervenir que si la contraction utérine seule ne suffit pas à faire franchir à la tête fœtale le détroit rétréci. Chez une multipare, la connaissance de ses accouchements précédents ne sera que rarement la source de renseignements utiles ; quoique le poids des enfants aille d'ordinaire en augmentant à chaque nouvelle grossesse, il peut bien

(1) Je dois dire que mes idées se sont modifiées à ce sujet d'après l'heureux résultat de mes observations (voyez Chapitre III, fin) qui m'ont démontré que l'extraction du fœtus par les pieds n'était pas plus difficile ni dangereuse que l'application du forceps sur la tête.

se faire qu'un premier accouchement laborieux soit suivi d'un autre spontané et facile et *vice versâ*.

Cependant, parfois on peut trouver dans l'histoire obstétricale d'une femme des indications précieuses : par exemple j'ai vu récemment une jeune femme enceinte pour la quatrième fois, dont la première grossesse s'était terminée par une basiotripsie à terme ; à la seconde et à la troisième un accouchement prématuré avait été provoqué, les 2 enfants étaient mort-nés ; cette femme tiendrait beaucoup à avoir un enfant vivant ; en dehors de toute autre considération, n'est-il pas indiqué d'avoir recours à la symphyséotomie pour obtenir si possible un résultat que l'accouchement prématuré a été impuissant à lui donner.

La terminaison spontanée de l'accouchement sera certainement plus fréquente dans les bassins annelés que dans les bassins canaliculés. Farabeuf a démontré le rôle important que jouait le diamètre *mi-sacro-pubien* dans l'engagement de la tête ; quand ce diamètre, c'est-à-dire la distance qui s'étend du pubis à la face pelvienne du sacrum, est sensiblement diminué, l'engagement se fait avec beaucoup de difficultés. Cependant, quelques observations relatées Chapitre III (n°s 8 et 9) prouvent que même dans ces cas l'accouchement peut se terminer spontanément par la naissance d'enfants vivants et d'un poids fort raisonnable (3.460 et 3.750 gr.). Il me semble donc que même si le diagnostic de rétrécissement canaliculé est posé pendant la grossesse, ce diagnostic n'implique nullement la nécessité de la provocation de l'accouchement.

Ce n'est pas seulement un scrupule de conscience qui doit forcer l'accoucheur à demander à la malade son consentement pour pratiquer la symphyséotomie ; je considère que c'est son devoir strict ; car, si une complication survenait, il assumerait une responsabilité d'autant plus grande que l'opération aurait été faite à l'insu de la principale intéressée.

La question fort délicate de la légitimité des enfants ne doit pas influer sur la conduite à tenir. Quoique Grapow ait dit que la mortalité des enfants illégitimes était 2 fois 1/2 plus forte que celle des autres, on n'oubliera pas que eux aussi ont droit à l'existence et aux bienfaits de la symphyséotomie.

CONCLUSIONS

Donc, m'appuyant d'une part, sur la mortalité effroyable qui sévit sur les enfants prématurés, de l'autre, sur l'innocuité, prouvée pour les mères, de la symphyséotomie *aseptique* et sur sa mortalité fœtale très faible, je crois que l'accoucheur mis en présence d'une femme atteinte d'un rétrécissement pelvien de 8 c. 1/2 à 9 c. 1/2, et arrivée dans les derniers mois de sa grossesse, qu'il s'agisse d'une multipare ou d'une primipare, d'un bassin annelé ou canaliculé, l'accoucheur, dis-je, devra se garder de provoquer l'accouchement prématuré artificiel qui aurait pour conséquence probable la mort de l'enfant, mais plutôt attendre patiemment le terme de la grossesse, sachant bien que 3 fois sur 4 la femme accouchera spontanément sans aucune complication et que, dans le cas où la tête ne s'engagerait pas sous l'influence de la contraction utérine seule, il possède, dans la symphyséotomie un moyen sûr et peu dangereux de sauver la vie de l'enfant tout en respectant celle de la mère.

TABLE DES MATIÈRES

Bordeaux. — Imprimerie du Midi, P. CASSIGNOL, 91, rue Porte-Dijeaux.

www.ingramcontent.com/pod-product-compliance
Ingram Content Group UK Ltd.
Pitfield, Milton Keynes, MK11 3LW, UK
UKHW021221230726
13926UKWH00003B/1153